中医启蒙 三字经

注释版

梁永宣　主审

赵　歆　甄雪燕　王利敏

黄英华　李　敏　罗海鹰　著

山东科学技术出版社

·济南·

图书在版编目（CIP）数据

中医启蒙三字经：注释版 / 赵歆等著 . -- 济南：
山东科学技术出版社，2023.2
ISBN 978-7-5723-1465-0

Ⅰ.①中…　Ⅱ.①赵…　Ⅲ.①中医学－少儿读
物　Ⅳ.① R2-49

中国版本图书馆 CIP 数据核字（2022）第 218749 号

中医启蒙三字经（注释版）
ZHONGYI QIMENG SANZIJING（ZHUSHI BAN）

责任编辑：崔丽君
特邀编辑：徐浩然
装帧设计：李晨溪

主管单位：山东出版传媒股份有限公司
出　版　者：山东科学技术出版社
　　　　　　地址：济南市市中区舜耕路517号
　　　　　　邮编：250003　电话：（0531）82098088
　　　　　　网址：www.lkj.com.cn
　　　　　　电子邮件：sdkj@sdcbcm.com
发　行　者：山东科学技术出版社
　　　　　　地址：济南市市中区舜耕路517号
　　　　　　邮编：250003　电话：（0531）82098067
印　刷　者：山东华立印务有限公司
　　　　　　地址：山东省济南市莱芜高新区钱塘江街 019 号
　　　　　　邮编：271100　电话：（0531）76216033

规格：16开（184 mm×260 mm）
印张：16.75　字数：130千
版次：2023年2月第1版　印次：2023年2月第1次印刷
定价：68.00元

成书经过

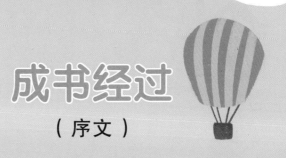

（序文）

2009 年 12 月 29 日，国家中医药管理局正式批准北京市东城区为国家中医药发展综合改革试验区。2010 年 4 月 19 日，该改革试验区建设推进大会在东城区图书馆举行。

推进大会中，100 名小学生齐声朗诵《中医启蒙三字经》，三字一句的韵文，短小精悍，朗朗上口，得到了与会人员的高度评价和由衷赞赏。

《中医启蒙三字经》的创作构思源于北京市中医管理局屠志涛局长和北京中医药杂志社黄毅主任，具体任务由北京中医药大学及中国中医药出版社的年轻学者组成的写作团队完成。2009 年该团队曾经出版了《青少年中医药文化知识普及读本》，此读本集趣味性、故事性、知识性于一体，为在中小学生中传播及推广中医药文化知识做出了贡献，当年 9 月荣获中华中医药学会"新中国成立 60 周年全国中医药科普图书著作奖特别奖"。

《中医启蒙三字经》是一部面向中小学生、兼顾广大群众的中医科普读物，其内容以传统中医药文化为中心，读者定位以中小学生为主，形式选择脍炙人口的《三字经》。《三字经》在中国传统蒙学教育中影响深远，它浅显易懂、活泼有趣、形象生动，能在潜移默化中帮助孩子学习语言、认识事物、熟记知识。应用"三字经"的形式介绍中医药文化基本知识更易于被低龄者接受。写作团队调查分析了读者的阅读需求，确定将内容结构分为两部分，第一部分介绍中医基本理论、诊断、治疗与方药，第二部分介绍预防与养生。具体分为医理篇、诊治篇、四季篇、起居篇。创作过程中，考虑到中国历史上名医辈出，家喻户晓的名医故事不仅能够激发孩子们了解中医药知识的兴趣，也有益于培养孩子们的道德观念，于是创作组在其后又加入名医篇，以历史顺序和中医学发展进程为主线，简要介绍了数位著名医家的贡献。由于各篇内容相对独立，篇与篇之间的衔接显得较为生硬，创作组又在医理篇之前加入序篇。序的第一句借用陈修园《医学三字经》的首句"医之始，本岐黄"，引出全文；医理篇、诊治篇简单介绍中医学理论知识，包括气、阴阳、五行、脏腑、病因、诊法、药物、方剂等；之后借用传统《三字经》的首句"人之初"，并将少年儿童比喻成"树之苗"，转入健康养生内容；四季篇从"天人合一"的传统哲学思想入手，介绍季节养生；起居篇简述中医健康养生知识与方法，包括饮食养生、起居养生、运动养生、修身养性等；名医篇中介绍了扁鹊、华佗等著名医家，以教育学生学医理、修品德、重健康，为继承发扬灿烂的中医药文化奠定基础。结尾以"明日才，吾辈找""早启蒙，渐通晓""扬国粹，我自豪"等，点明了《中医启蒙三字经》的创作初衷——中医药学是一个伟大的宝库，是中华传统文化的一部分，是祖先留给我们的宝贵遗产，保护传统中医药文化并使之发扬光大的教育应该从根基做起，从基础教育开始。

初稿成形之后，写作团队特地安排学龄前儿童进行试读和背诵，发现原稿中具有中医特色的多音字较多，且学龄前及小学低年级儿童更适合注音版读物，因此将全文加注汉语拼音。二稿修改后，结合儿童思维及记忆特点，写作团队对不易理解或拗口的中医术语逐字推敲，使之易读易懂。为便于孩子们背诵，全文六篇只选用了以"ao""ang"两个韵母作为每六字结尾读音。

创作组对《中医启蒙三字经》的创作一丝不苟、踏实肯干，团队的每一位成员都具有很强的合作精神和创作能力，力求完美。我们还曾多次组织讨论，对稿件进行修改，并广泛征求医学界、文学界专家的建议，本着科学、严谨、生动、趣味、启发、激励的宗旨完成创作。

以上述构思为基础，我们决定进一步推出《中医启蒙三字经》的注释版，以宣传中医的博大精深。创作组全体成员全力以赴，旨在撰写更好的作品奉献给更多关心和爱好中医的广大读者。

《中医启蒙三字经》问世后，颇受关注，但原创作组老师本职工作繁忙，注解工作一再延迟，为此深感不安。近来不断看到各地中小学校利用原文字进行加工创作、自行编印校内印刷品的信息，深深体会到大家对原有文字的喜爱，不由得回忆起创作时的一幕幕情形，因此萌发出重新整理之愿。因为只有原创者才能最深刻了解初稿想要表达的思考和愿望。《中医启蒙三字经》文字精简，对于初学者来说会有个别词句难以理解，而注释版采用注音方式，以防止误读，同时每句后加意释，用白话解释其内涵。正文部分则以故事或生活场景引入，用浅显生动的语言解释其传统文化或医学内涵。

令人欣慰的是，除原文创作组成员外，又有从事中医科普宣传工作的三位新老师加入，因此在数月的时间内，大家齐心全力，共同成就了这部近十万字的作品。

当然，无论如何注释修改，总觉得文字中还有不尽如人意之处。我们在捧出这本书的同时，也期待着读者们提出更多建议，以便今后进一步修正。

梁永宣

于 2022 年春

目录 MULU

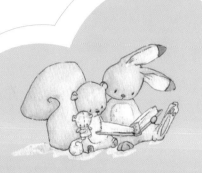

中医启蒙三字经

注释版

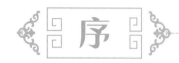
yī zhī shǐ běn qí huáng

医 之 始，本 岐 黄，

wǔ qiān nián yù dòng liáng

五 千 年，育 栋 梁；

意释

　　探讨中医学的起源，一般认为中医理论奠基性的著作是《黄帝内经》，书中内容是黄帝与岐伯等针对中医学问题的探讨，以问答形式呈现。中医学是中国传统文化的优秀代表，几千年来，培育出了很多栋梁之材。

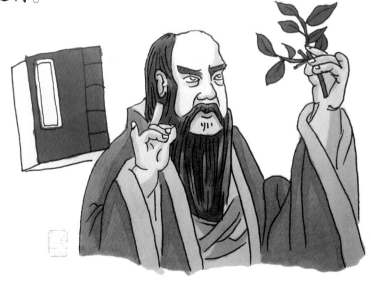

"岐黄"是什么？

中医又被称为"岐黄之术"，那"岐黄"究竟是什么呢？

"黄"指的是黄帝。上古传说中，黄帝是三皇五帝之一，被后人尊奉为华夏民族的人文初祖之一。黄帝可是相当了不起的人物！据说，他率领民众建造房屋、缝制衣裳、挖掘水井、制造舟车、打造兵器……简直无所不能。

"岐"指的是岐伯，相传为黄帝的大臣，又是黄帝时代的名医，知识广博，医术高明，被黄帝尊称为"岐天师"。

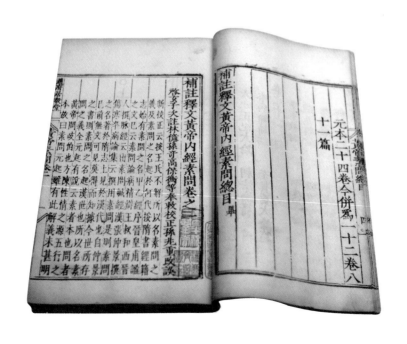

　　话说远古时期的一天，黄帝愁眉不展，岐伯上前问道："大王，自从打败了蚩尤部族后，天下太平，百姓安居乐业，大王为什么发愁呢？"黄帝说："我把天下百姓都看作是我的子民，现在虽然天下安定，但是百姓时常受到病痛的折磨，令人痛心。难道是上天认为我有罪过，而降罪于我的子民吗？怎样才能使他们不受疾病之苦呢？"岐伯回答道："大王爱民如子，实在是万民之福。其实疾病并非上天意旨，而是天地间邪气的侵扰所致，是可以用药物和针灸等来治疗的。"黄帝听后大喜，说："先生精通医药，请为我讲解其中的道理。"

　　于是，岐伯开始为黄帝逐一讲解人体的生理规律、疾病产生的原因、各种治疗方法及养生原则等，黄帝则不断提出各种新的问题，君臣二人讨论了很久。据说，黄帝的史官把君臣这些对话记录下来，传书于世，成就了现存最早的中医经典著作——《黄帝内经》。

由此，后世便有了将中医之术称作"岐黄之术"的说法。

古典医著《黄帝内经》

对于中医学的起源来说，黄帝与岐伯的谈话可谓开天辟地。正是这些谈话开启了古代人们对生命与疾病的探讨。在后来的流传过程中，《黄帝内经》被分成两部分，即《素问》和《灵枢》。《素问》以中医基础理论方面内容为主，主要讲述人体的生理、病理知识，讨论疾病的诊断、治疗方法，介绍如何预防疾病、怎样养生保健等知识；《灵枢》偏重于针灸学内容，主要介绍人体经络和腧穴的知识、各种针灸器具的样子与功能、如何实施针刺手法治疗疾病等。书中还涉及古代哲学、天文、物候、历法等诸多领域的相关知识。

中国历代医家向来非常重视《黄帝内经》，尊称其是"医家之宗"，至今仍是极为权威的中医经典著作，是学习中医的必读教材。

shào xué yī　zhì áng yáng
少 学 医，志 昂 扬，
zhǎng xuán hú　jì sì fāng
长 悬 壶，济 四 方。

意 释

　　古人立志学医，多是由青少年时就开始了。只有心怀悬壶济世的宏伟志向，经过多年苦读和不断实践，才能成为一名济世救人的医生。

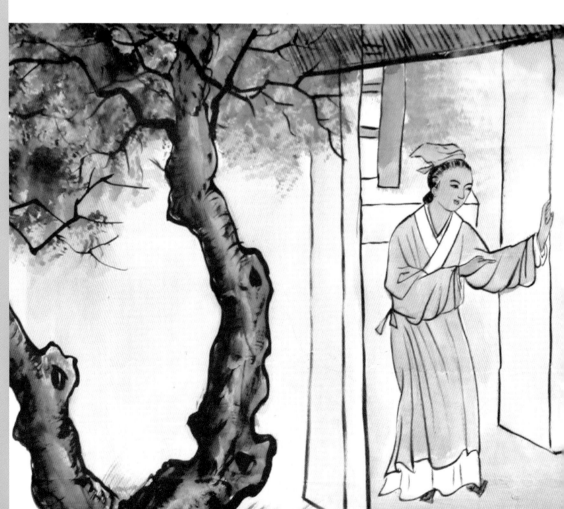

古人学医的途径

在古代，想要成为一名济世救人的医生，一般有四种途径：自学、拜师、家传、官学。

自学 能够自学成才的都是非常勤奋的人，不仅需要具备一定的文化素养，刻苦钻研经典医学名著，还要结合实践参悟其中的道理。古代医学领域有个说法——"医者，意也"，这说明学医需要一定的悟性，强调了个人领悟的重要性。对于天资聪颖又肯下苦功的人来说，即使没有名师指点，也能自学而成为医生。魏晋医家皇甫谧，42岁时因患风痹屡治不效，而后自学针灸，写出了我国现存第一部针灸学专著《针灸甲乙经》。

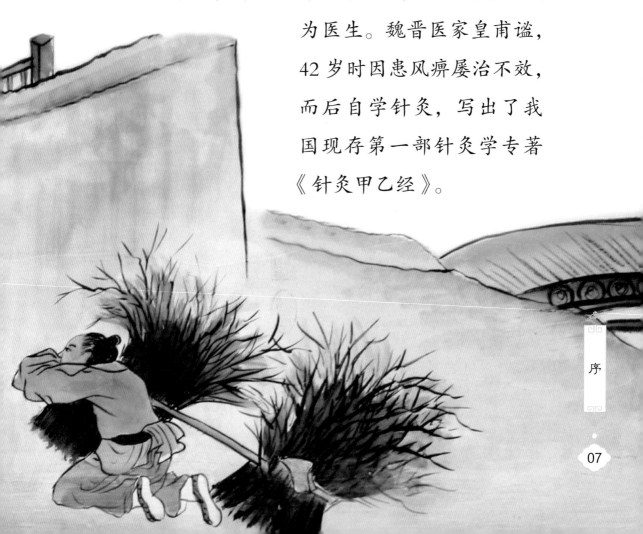

拜师 这是古代成为医生最普遍的方式。老师的言传身教和跟师的身心体验是学习和掌握医学技艺的重要途径。老师多年的经验和体会在学生学习中医的过程中具有不可估量的价值。清代医家张志聪，少年丧父后弃儒习医，师从名医张卿子，深得其真传。后来他建侣山堂书院，招同道与弟子数十人，讲论医学，极一时之盛，成为民间师徒传承的典范。

家传 古代民间多有"医不三世，不服其药"的说法。中国古代宗族观念比较浓厚，包括医学在内的家传技艺一般也代代相传，子承父业，以家庭化传承为主。而且世代相传的医家之人，从小耳濡目染，又可以直接继承家族多年积累的经验，更容易赢得患者的信任。南北朝时期，名医徐之才的家族八世家传，出了11位名医，对后世影响深远。

官学 官学传授是由朝廷建立医学校来培养医生。官学从南北朝时开始，到唐代出现相当规模的医学校。这些官办医学校，不仅有明确的培养目标，还有具体的行政设置、学科设置、课程设置、学制和考试、奖罚等严格的管理制度。官办医学校在历史上培养了大量医生和医学相关管理人员。太医院的宫廷医生大多出自此类官办医学校。

无论古今，从小立志、勤奋努力、刻苦攻读、尊师敬业，都是成为医生必备的精神和品质！

悬壶济世

"悬壶济世"一词的本意是指医者仁心，以医技普济众生，为世人所称颂。成语中的"壶"实质上是"葫芦"的意思，这里面还有个故事呢！

据《后汉书》记载，东汉时期，中原之地汝南有一小官员名为费长房，他看到有一老翁在市集上卖药，并在商铺的上头悬挂一葫芦，每当天黑散集之后，老翁就跳进葫芦里。费长房觉得很奇怪，便以酒款待老翁想问个究竟。老翁高兴地邀他一起进入葫芦中，只见这葫芦里布

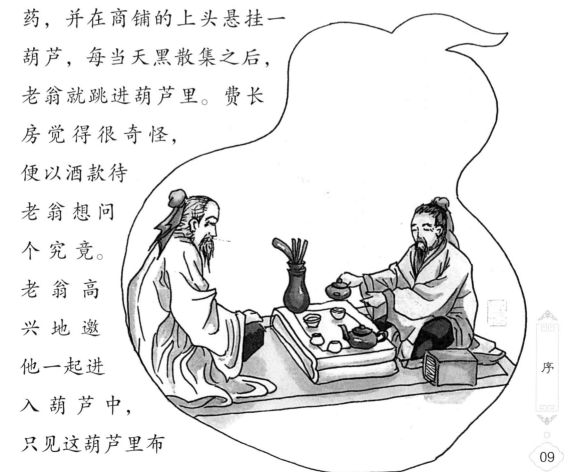

置得整齐华美，摆满了佳肴美酒。于是，费长房便拜老翁为师，学习医术。得其真传后，费长房便接替老翁在集市上为人看病，"悬壶"从此也就成为行医卖药的代称了。

正是这则典故，使葫芦成为后世行医者的招幌。同时，葫芦本身也非常实用。在古代，用葫芦保存药物比其他的容器，如铁盒、陶罐、木箱等更便于携带，且葫芦具有很强的密封性能，潮气不易进入，可以保持药物的干燥，是医家走街串巷看病时随身携带的必备品。八仙之一的铁拐李，也是葫芦不离身，以其中的仙药医治人间疾病。从他衍生来的"葫芦里装的什么药"这句民间俗语，也道出了葫芦作为药具的史实。

在古代，民间医生大多没有固定的诊所，多以个人"行走江湖，卖艺施治"的行医方式为主，多被称为"走方医"。他们每天都要肩背药箱，不避寒暑地游走于乡间为百姓诊治疾病。为吸引人们的注意力，常摇响手中的"串铃"，因此，又被称为"铃医"。

上海中医药大学博物馆藏有一串宋代的铜串铃，串铃的外径为 12.5 厘米，内径为 4 厘米。串铃正面铸有日、月、星辰的图案，背面铸有八卦的符号，串铃内部是空的，里面装有四粒铜珠，晃动时会发出响声。串铃还有一个别名，叫"虎撑"。相传唐代名医孙思邈曾经医治过一只受伤的老虎，由于老虎的喉中卡了一根骨头，孙思邈为了避免老虎喉中骨头一旦取出可能会咬伤自己，便用一枚铜环撑住虎口，再将手从铜环中伸进虎喉，把骨头取出。此事传出后，民间医生为显示自己也有名医孙思邈那样的医术，手里便也拿着这样的环，作为行医的标志。行业习俗，铃医们在经过药店门口时都不能摇动虎撑，因为药店里供奉有孙思邈的牌位，倘若摇动，便有欺师蔑祖之嫌，为同行所不齿。

游走各方的铃医治病，用药简单、方便，而疗效却非常奇特，具有"简、便、廉、验"的特点。在古代，这些游走江湖的民间医生治病救人，解救民间疾苦，同时也为我国中医学的传承做出了突出贡献。

医理篇

qì wéi yuán　gōng néng qiáng
气 为 元，功 能 强，

tiān dì dào　huà yīn yáng
天 地 道，化 阴 阳；

意 释

　　中医学认为，气是构成人体和维持人体生命活动的最基本物质之一，它对于人体具有十分重要的生理功能。我国古代阴阳学说认为，宇宙间一切事物其内部，以及发生、发展和变化都是阴阳二气对立统一的结果。中医学把阴阳思想运用到了医学上，用于阐明生命的起源，人体的生理功能、病理变化，疾病的诊断和防治规律等内容，使之成为中医学理论体系的基石。

　　气和阴阳是中国古代哲学中十分重要的概念，

浓缩地反映出中国传统文化的特有内涵。二者独特的理论，为中医学蒙上了一层神秘的面纱。那么，中医的气和阴阳究竟是什么呢？让我们赶快打开古老中华医学宝库的一角，细细探寻吧！

人活一口"气"

每个人从出生起便拥有了呼吸的功能，新生儿的一声洪亮啼哭便是生命力的精彩绽放。

在人的生命过程中，呼吸起着至关重要的作用。虽然它时常被大家忽视，但在"生命"这段奇妙的旅程中，呼吸始终承载着"生"的意义，正如谚语所说："人活一口气。"不仅如此，中医界也有"人活一口气"的说法，认为气对人的身体有着极其重要的意义。我们经常可以从影视作品中看到这样的场景：当有人检查一个人是否还活着时，会用手试着在其鼻子下方停留几秒钟，看看是否有气流，如果没有气了，便说明人已经死了。可见有气则生，无气则死。这也从侧面验证了"气是生命的本源"这一中医学理论。

胚胎时期便是气的萌发阶段，需要依

靠吸收先天母体的营养而发育。胎儿出生后，除了需要通过呼吸运动吸取自然界的新鲜空气，更需要通过不断地摄取食物才能使气逐渐充实。随后，这股无形之气在有形的人体中不断地运动，时升、时降、时出、时入，不断推动着人体内血液的流动，人体内时刻保持着气血充盈的状态，才能表现为身体健康、精神饱满。

　　当然，中医气的概念十分抽象，想要真正理解并掌握它绝非易事，但气确实是真实存在于人体的。尤其当身体因某些因素刺激而发生紊乱时，更能直观感受到气的存在。如人在发怒或情绪激动时，会感受

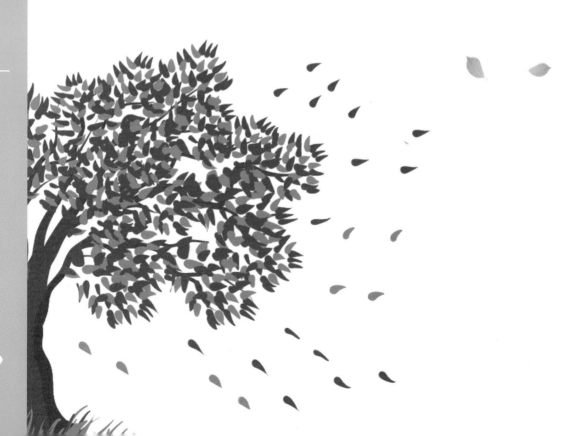

到胸闷气短等；冬天着凉后，会出现呼吸短促、气喘等；暴饮暴食或吃了难以消化的食物后，腹部会有胀气、嗳气等。

厉害了，我的"气"

中医认为气的功能主要有五个方面。

一是推动作用。人体的气属阳，主动，就像自然界中时刻流动的空气；血液和津液属阴，主静，它的运行、输布及排泄等需要气的推动。二者的关系犹如风吹树叶一般，无形的风是有形的树叶在空中飘扬的动力。同时，气还能促进生长发育、激发各组织器官运作。

二是温煦作用。我们可以将气的这一功能看作暖宝宝般的存在。气的运动能产生热量，可维持并调节人体温度。体内脏腑器官和经络的生理活动，以及血液和津液的流动等，均需要在正常体温下才能顺利运作。如果失去了气的温煦作用，那么人体便会出现体温偏低、畏寒等症。

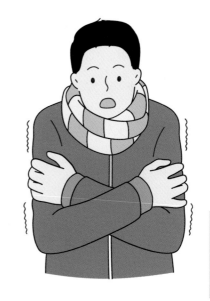

医理篇

三是防御作用。当有外邪入侵身体时，气就像是忠贞的守城护卫，或抗拒邪气于城墙之外，或与入侵的邪气奋起作战令其不敢再犯。此外，气具有自我修复之力，能使机体恢复平衡。

四是固摄作用。固摄方面，气不仅能稳固、统摄各脏腑器官的位置，使其相对稳定，还能防止血液、津液等液态物质的无故流失。上述功能仿佛古代守城的将士，如遇到危险或战乱，身先士卒，保护城内百姓的生命安全及生活稳定。

五是气化作用。科幻电影中，机器人拥有自身的动力装置，它能通过吸收周围环境的能源并将其转化成电能，从而为强大的攻击武力提供源源不断的能量支持。而人体中的气便可视作这一动力装置。在它的气化作用下，脏腑功能活动，以及精气、血与津液等物质之间的生成代谢和相互转化等过程便得以正常进行，从而完成将人体物质转化成能量的过程。

阴阳八卦图，源于自然的礼物

听到"八卦图"一词，你最先联想到的是什么？是太上老君的八卦炼丹炉？还是道袍上印的八卦

日　　夜

图？抑或是中医经常提到的阴阳八卦图？可以说，八
卦是中国自古传承的一种古老文化，八卦之中有阴
有阳，你中有我，我中有你，黑白分明，但又相互转
化，仿佛世间万象，各种推演变化，都在这一张小小
的图卦之中。

　　相传八卦图是由上古帝王伏羲所创。当时，随
着生活逐渐安定，人们对于神秘的大自然产生了迫切
的求知欲望：为什么沧海变成桑田？为什么寒冬过后
会春暖大地？为什么会日月运转、斗转星移？作为帝
王的伏羲便将诸多想法付诸实践，开展了一系列探
索活动。他开始不断仰观天象的变化、俯察山川的
法度、中观自然万物，苦思宇宙的奥秘。最后终于
悟到浩瀚宇宙间的一切事物和现象都包含着阴和阳
两个相反相成的方面。凡是积极的、向上发展、主

动的事物和方面都属于"阳"，而消极的、向下发展、被动的事物和方面都属于"阴"。例如明亮的白天属于阳、黑暗的夜晚属于阴；火热的太阳属于阳、安静的月亮属于阴；流动的风属于阳、静止的树木属于阴；炎热的夏日属于阳、寒冷的冬天属于阴等。

他发现，阴和阳之间不是毫无联系的，而是具有对立统一、相互斗争又相互依存的关系。于是，他依照龟背纹理创立了阴阳八卦图，用来指导人们预测和了解自然，从而更好地顺应自然，与其和谐相处。

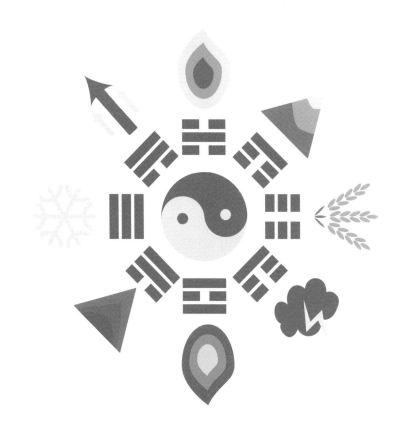

shuǐ yǔ huǒ　wēn yǔ liáng
水 与 火，温 与 凉，
jìng yǔ dòng　shēng yǔ jiàng
静 与 动，升 与 降。

意 释

　　中医学中，阴阳是自然界的根本规律，从宇宙天地直至世间众生，凡属相互关联的事物或现象，或同一事物的内部都可以用阴阳来概括，它们既标示两种对立特定的属性，如水与火、温与凉，又标示两种对立的特定运动趋向或状态，如静与动、升与降等。

　　《周易》曰："一阴一阳之谓道。"提出阴阳是两种对立而统一的物质或状态。它们的交替作用是宇宙的根本规律。不仅古代哲学中运用阴阳的概念，神话传说、饮食、武术、中医等方面，也都广泛运用阴阳这一概念。所以，当我们细心地观察这个世界时，就会发现万事万物都是阴阳之间微妙的存在。阴阳无处不在，无处不有。

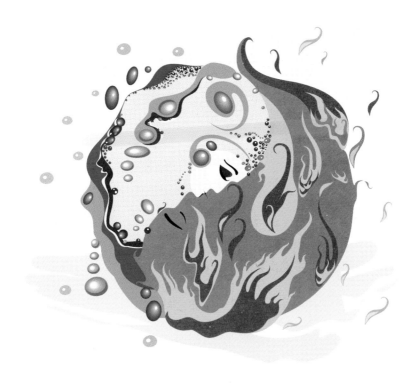

水神和火神的战争

相传洪荒时代，物资匮乏，生存环境恶劣，人类只能通过生吃瓜果和野兽、身穿兽皮的方式维系生命。看到此情此景，火神祝融便教他们击石取火及用火烹调食物之法，给人类带来了光明和火种，所以，大家都对火神祝融极其崇拜。但水神共工却对此心生愤恨，于是他暗中集聚了五湖四海之水冲向祝融居住的昆仑山，浇灭了山周围长年不熄的圣火，导致了天地之间一片漆黑。祝融骑上火龙迎战，火龙御风而行，面向洪水，口吐烈焰，一时间水火混战交织。随着时间的推移，昆仑山上火势越烧越盛，共工一方势力逐渐衰败，渐生退意。祝融乘胜追击，火龙大哮一声，火舌一吐，火光四射令圣火复燃，大地重现光明；二吐，火势冲天，把共工烧得仓皇而逃。

共工战败之后，逃向不周山，祝融穷追不舍，最后，共工无路可走，羞愤不已，一头撞向不周山。只听轰隆隆一声巨响，不周山竟被他拦腰撞倒。谁想那不周山是一根顶天的柱子，天柱被撞，天便塌了下来，给世间带来巨大的灾难，这才有了后来女娲补天的故事。

水神共工氏和火神祝融氏的这场大战，皆因"水火不相容"而发生，水和火是两种性质相反的物质，根本不能相容。这说明有些事物一产生就有固有的属性，而这个属性又可能与另一事物的属性相冲。中医理论中将水火作为阴阳的征象，水为阴，火为阳，反映了阴阳的基本特性。如水性寒而就下，火性热而炎上。水与火相比，不仅比较寒凉，而且运动方向多是向下的。

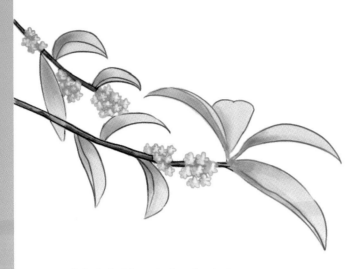

螃蟹美酒夜光杯

俗话说："九月秋风起，螃蟹满地爬。"秋天是吃蟹的季节，此时的螃蟹黄多油满，美味营养，众多亲朋好友欢聚一堂，尽情地享受美味的螃蟹盛宴，乃是人生一大乐事。但螃蟹属于寒凉性质的食物，不能多食，若配酒而食则是一个不错的方法。

例如《红楼梦》第三十八回中写大观园内摆下了螃蟹宴，众人品蟹饮酒，一派喜乐。因热酒可抵抗螃蟹的寒凉，故一开席凤姐便吩咐丫鬟们："把酒烫得滚热的拿来。"贾母更是叮嘱史湘云道："别让你宝哥哥、林姐姐多吃了……那东西虽好吃，不是什么好的，吃多了肚子疼。"果然，不出她所料，林黛玉素来脾胃虚弱，才吃了一点螃蟹，便说感觉"心口微微疼痛"，贾宝玉赶紧令人将合欢花浸的酒烫一壶端上来。合欢花性平味甘，可以解郁安神，用于心神不安、忧郁失眠。酒性温热，烫过的酒喝下更容易发散，以疏通血脉、祛风散寒，中和螃蟹在体内形成的寒气。这一搭配显然是对症下药，恰到好处。

除了用酒祛除寒性，吃蟹还多伴以姜醋。贾宝玉在螃蟹咏中道："持螯更喜桂阴凉，泼醋擂姜兴欲狂。"薛宝钗也言："酒未敌腥还用菊，性防积冷定须姜。"这是由于姜性温，能散寒，醋能消食开胃、去除腥气，二者常用来佐餐螃蟹，防止冷积腹中的情况发生，同时可使螃蟹的味道更加鲜美。

螃蟹配美酒，其实也属于中医的阴阳搭配。在中国古代医学家的观念中，自然界的任何事物都是分阴阳的，食物当然也是如此。从性质来看，温热属阳，寒凉属阴。温热性的食物多具有温补散寒壮阳的作用，寒凉性的食物一般具有清热泻火、滋阴生津的功效。只有灵活运用食物的温热寒凉之性，才能使人体维持阴阳平衡，获得健康。

动起来和静下去

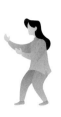

太极拳是十分常见的运动和保健功法，其动作刚柔相济，犹如行云流水，变化多端，曼妙绝伦。相传太极拳是武学宗师张三丰通过观察蛇鸟相斗，受到启发而创造出来的。张三丰在云游之时，无意中看到一只鸟和一条蛇正在打架。按理说，鸟儿形体灵巧、擅长飞翔、动作灵活，与体积庞大、仅限于陆地作战的长蛇相比，在对战中应占据较大的优势。然而，实际上，每当鸟开始上下飞啄长蛇的时候，蛇就会蜿蜒倾身，灵巧地避开危险，使鸟的攻击一一落空。不仅如此，由于双方相持时久，作为攻击方的鸟儿早已精疲力竭，这时，长蛇看准时机，一旦鸟儿有疲势，便会趁其不备，强势偷袭。久而久之，双方争持不下，难分胜负。张三丰观察良久，从蛇攻防时的姿态中参悟太极以静制动、以柔克刚的道理，于

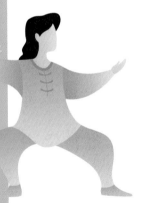

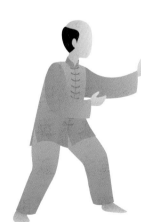

是模仿蛇的动作，创造了太极拳法。

太极拳一招一式皆不出阴阳哲理，两手臂同时运转，以动为阳、以静为阴，以快为阳、以慢为阴，以攻击为阳、以防护为阴，将其融合为一整体，最后相互转化。在运动过程中，太极拳不运气、不用力。力气的来源在于对手，对战中运用技巧转移对手力气的方向，这也就是太极拳"以静制动"的基本指导思想。太极拳通过招式的变化来调节人体内阴阳的平衡，使人脏腑、经络、气血协调有序，从而达到防病治病、强身健体的目的。

开天辟地分阴阳

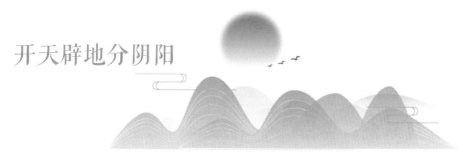

"盘古开天地"可谓是人人皆知的创世神话。传说太古时期，所谓的宇宙就像是一颗大鸡蛋一样，朦胧一片，天地不分，分不清上下左右、东南西北，更没有白天和黑夜。不知何时何日，宇宙间诞生了盘古。他醒来后对这种混沌的世界十分厌恶，便取出身边的斧子用力一挥将混沌劈开。其中轻而清的东西属于阳，缓缓向上飘升形成了天；重而浊的东西属于阴，渐渐下降变成了地。之后，盘古为了怕天地再次复合，便用头顶着天，脚撑着地，他不停地长高，天地也就越离越远。就这样不知道经历了多少岁月，天地终于不会重新复合了，但这时的盘古早已精疲力竭，他在临死之前，将全身各部位化为日月星辰、云雪雨露、山川河流等，从此开始有了世界。

中医经典著作《黄帝内经》中对"阴阳的升降"内容也进行了论述："清阳为天，浊阴为地；地气上为云，天气下为雨；雨出地气，云出天气。"表面上介绍了云变雨的自然现象，实则蕴含阴阳的道理。地上的水蒸气通过天阳之气的蒸发而上升形成云，天上云中的水汽通过地阴之气的凝却下降则形成雨。气在阴阳不同的环境中形成了云和雨两种不同的事物。在自然界中，阳气具有上升的特性，阴气具有下降的特性，故在云升雨降的过程中，云升具有阳气的特点，雨降具有阴气的特点。

liè wǔ xíng wàn wù gāng
列 五 行，万 物 纲，
mù huǒ tǔ jīn shuǐ xiáng
木 火 土，金 水 详；

意 释

中国传统哲学理论将宇宙中各种事物划分为五种性质，即木、火、土、金、水，称为"五行"。五行学说是中国古人认识世界的基本方式，是万物的纲领。

你或许听过这样的歌谣："一二三四五，金木水火土。天地分上下，日月照今古。"可是你是否知道，这"金木水火土"是什么意思呢？

五行（wǔ xíng）还是五行（wǔ háng）

行 是个多音字，有 xíng、háng、hàng、héng 等多个读音。早在《尚书·洪范》中，就记载着箕子与周武王的对话："五行：一曰水，二曰火，三曰木，四曰金，五曰土。水曰润下，火曰炎上，木曰曲直，金曰从革，土爰稼穑。"这里的五行，是对自然界中万物归于五类状态的总结，取"行"字"规律、性质、状态"的意义，所以要读作"xíng"。

五行　是中国古人在生活中形成的概念，是中国古代哲学说明世间万物的形成以及相互关系的理论。

木　可以代表一切植物如花草树木、庄稼等的性质。古人称"木曰曲直"。"曲直"，实际是指树木的生长形态，为枝干曲直，向上向外周舒展。因而引申为具有生长、升发、条达舒畅等作用或性质的事物，均归属于木。

火　火焰，代表一切属热的性质。古人称"火曰炎上"。"炎上"，是指火具有温热、上升的特性。因而引申为具有温热、升腾作用的事物，均归属于火。

土　指各种土壤、土地的性质。古人称"土爰稼穑"，"稼穑"泛指种植和收获农作物的农事活动。因而引申为具有生化、承载、受纳作用的事物，均归属于土。故有"土载四行"和"土为万物之母"之说。

金　可以代表一切金属矿物如金、银、铜、铁、锡等的性质。古人称"金曰从革"。"从革"是指"变革"的意思。引申为具有清洁、肃降、收敛等作用的事物，均归属于金。

水　代指具有水的各种形式和特点的性质。古人称"水曰润下"，是指水具有滋润和向下的特性。引申为具有寒凉、滋润、向下运行的事物，均归属于水。

我们的祖先就是这样将世间万物分为五类，而以五为基数的方法广泛用于天文、历法、礼数、医学、音乐乃至思维模式等各个领域。五行之间又存在着相互对应的关系，组成对立统一的整体。这些玄妙的对应关系，都是中国古人对自然界的独特认识与描述。

我国传统启蒙教材《三字经》中就有"曰水火，木金土。此五行，本乎数"的语句。《西游记》第七回中，孙悟空逃出八卦炉，大闹天宫，玉帝派人请来佛祖降伏。如来佛祖和孙悟空打赌，说悟空如果能纵筋斗云翻出佛祖的掌心，就让玉帝搬出天宫。结果有本事大闹天宫的齐天大圣孙悟空还是被佛祖用手掌化作的"五行山"压住了。可见这五行的概念和意义，早就植根于中国人的思想中了。

"金木水火土"还是"木火土金水"?

我们从小学习的歌谣提及五行时常说"金木水火土",为什么中医人却按照"木火土金水"排序呢?这个顺序有什么特殊含义吗?其实,这是因为五行有其特殊的生克规律。

五行相生是按照"木—火—土—金—水"的顺序进行的。

可以这样理解,木燃烧生成火,钻木取火就是人类的一大壮举;火烧完了是灰烬,可以变成土;土里面可以挖出金属(铁矿、铜矿、金矿等),所以土又生金;金属熔化了又变成液体,也就成了水;水能滋润树木花草,于是水又生木,由此就形成了循环。这种相生的关系称为"母子关系"。

那为什么要把"木"排在首位呢?五行与一年的季节对应是:木—春、火—夏、土—长夏、金—秋、水—冬。

一年之计在于春,春天是一年的起始,万象更新,所以木就排在第一了。从中医理论来讲,木代表了生长,是阳气升发的表现，阳气是人生的根本，所以木也就有了排在第一位的资格。

除相生外，五行还可以按"木—土—水—火—金"的顺序依次相克。树木汲取土壤中的营养，树木茁壮成长而土地失去养分变得贫瘠，因此木是土的克星；我们都知道"水来土掩"这个成语，说的就是土克水；水可以把火浇灭，"水火不容"就是这个意思，所以水克火；金属虽然很坚固，但高温能够将金属熔化，冶炼技术在人类历史上的重要作用不言而喻，因此火克金；而金属做的斧头、锯子可以把树砍倒，因此金又是克木的。

综上所述，相生是指两类属性不同的事物之间相互促进，相克是指两类事物之间相互克制。这些观点也被运用到了我们日常生活中的方方面面。

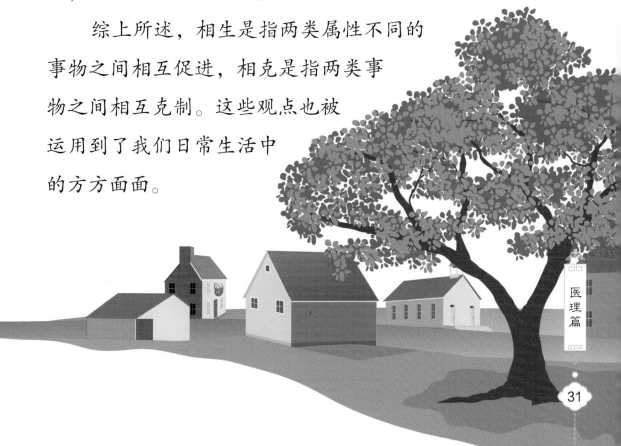

pèi wǔ sè   yìng wǔ fāng
配 五 色， 应 五 方，
guān wǔ qì   chá wǔ zàng
观 五 气， 察 五 脏。

意 释

五行的概念，可以用于五种颜色的分类，可以对应五个方位，可以观测五种气候现象，可以判断五脏的生理病理状态……

五行是中国人认识世界的基本方法之一，被用在了各行各业、方方面面。如地之五方、天之五时、人之五官、食之五味、乐之五音等。

买"东西"不买"南北"

我们常说去买"东西"，东西南北四个字同是方位词，为什么不说去买"南北"呢？

传说，南宋理学大家朱熹有个好友叫盛温如，此人亦是博学多才之辈。一天两人相遇于巷子内，盛温如手中拿着一个竹篮，朱熹问他："你要去哪

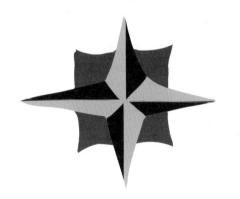

里？"盛温如回答说："我要去买东西。"朱熹听了这话，很好奇，随即问道："你说买东西，为什么不说买南北呢？"盛温如反问朱熹："你知道什么是五行吗？"朱熹答："我当然知道，不就是金、木、水、火、土嘛。"盛说："不错，你知道了就好办，现在我说给你听听。东方属木，西方属金，南方属火，北方属水。我的篮子是竹做的，装火会烧掉，装水会漏光，只能装木和金，所以只能叫买东西，不说买南北。"

原来天天挂在嘴边的最简单的词"东西"，竟然与深奥的哲学概念五行有关系，真是不可小觑。我们的祖先就是这样以五种物质的功能属性来归纳所有事物或现象的属性，从而万物都可装进这五个框框中去。例如在北京天安门旁边的中山公园里，有一处被人们称为"五色土"的地方。那里有一座三层的方坛，即明清的社稷坛，坛面上铺有青、赤、黄、白、黑五种颜色的土壤：东边是青色土，代表以青色田种植水稻的中国东部；西边是白色土，代表多干旱沙土和盐碱地的西部；南边是红色土，代表有着红土壤的南方；北边是黑色土，代表有着肥沃黑土地的北方；

而中间的黄色，就是黄土高原的象征。五色土以五色对应五方，以此象征整个中国，正体现了五行学说在中国传统文化中占有的重要地位。

秋天喝点秋梨膏

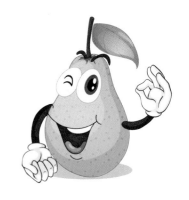

超市的货架上，常可看到胖胖黑黑的小瓶子，里面装的是甜甜的止咳"药"——秋梨膏。或许你知道秋梨膏是秋天喝的、是治咳嗽用的，那么仅仅是因为秋天是梨子丰收的季节吗？

这又要从五行说起了。

"五"在中医理论中是个神奇的数字，以五行为中心，可以对应五方、五气、五味、五色等。中国传统文化讲究"天人相应"，人体脏腑组织器官也按照这五种属性，分别归属于五行系统，从而说明人体和自然界同类事物之间，存在着相互对应、相互影响的关系。所以五行在人体还可以对应五脏、五官、五体、五荣等。下面的表格列的就是五行与自然、人体的对应关系。

五行与自然、人体对应表

五行	自然						人体						
	五方	五季	五气	五色	五味	五音	五脏	五腑	五官	五荣	五液	五声	五志
木	东	春	风	青	酸	角	肝	胆	目	爪	泪	呼	怒
火	南	夏	暑	赤	苦	徵	心	小肠	舌	面	汗	笑	喜
土	中	长夏	湿	黄	甘	宫	脾	胃	口	唇	涎	歌	思
金	西	秋	燥	白	辛	商	肺	大肠	鼻	毛	涕	哭	悲
水	北	冬	寒	黑	咸	羽	肾	膀胱	耳	发	唾	呻	恐

现在就让我们看看"秋"对应的这一行吧。

秋季，五行对应金，五脏对应肺。说起肺的毛病，我们首先想到的就是咳嗽了。"五气"又是什么呢？这里的"五气"指的是在这个季节盛行于时，容易导致人生病的邪气。秋季对应的是"燥"，怪不得一到秋天，我们的口唇、鼻子、咽喉都是干干的呢。此外，"五官"对应的是"鼻"，鼻子可是肺的"上窍"，相当于长城上的哨兵。现在知道为什么一感冒咳嗽先会鼻塞、流鼻涕了吧。总结一下，就是在秋季，燥邪这个敌人要来袭击我们的肺，于是就出现了干咳。这时，秋梨膏就可以派上用场了。

秋梨膏其实不是药，而是"药膳"，是由秋梨和麦冬、生地黄、葛根、贝母等几味中药配伍加工而成的饮品，相传始于唐朝，至今已有一千多年了。据传，唐武宗李炎患病，终日口干舌燥、烦热不宁，服了多种药物均不见效，御医和满朝文武束手无策，正在人们焦虑不安之时，一名道士用梨、蜂蜜及中草药配伍熬制的蜜膏治好了皇帝的病。从此，道士的妙方成了宫廷秘方，后来流入民间，大受欢迎。秋梨膏在民间药铺里出现最先还是在北京，一直作为京城药房为宫中制作的御药之一。至今北京老字号同仁堂还保留着以"秋梨润肺膏"为号的成药，畅销国内外。

秋季天干物燥，饮用秋梨膏恰好可以润肺止咳，还可调整血压、促进食欲、宁心安神，而且味道微甜可口，像饮料一般随冲随喝，实在是秋天的不二之选。但要注意，秋梨膏偏寒，清心又润肺，日常手脚发凉、腹痛腹泻的人不宜服用。

做人要会"吃点苦"

中医学讲究"五行、五气、五脏、五味、五色"，它们彼此联系，相生相克。与五色一样，五味也具有五行的属性——酸味属木、苦味属火、甘味属土、辛味属金、咸味属水。

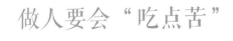

"吃点苦的能败火！"妈妈常会这样说，然后让我们吃苦瓜、喝莲子心茶。其实，适当"吃点苦"对健康的确是有益的。根据五行理论，夏季属火，而在五味中火对应苦味。针对疾病中的"热证"使用的"清热药物"多是苦味的，比如赫赫有名的"黄家三兄弟"——黄芩、黄连、黄柏，都是"苦口"

的良药。

苦味的药物多属于寒性，可以清热泻火。日常生活中也有很多苦味的食物，例如苦菜、苦瓜等，也能清火。一般说来，爱"上火"的人，会经常出现口舌生疮、咽喉疼痛、心烦失眠、尿黄便干等症状。炎炎夏季，人们也普遍感觉燥热上火，这时就适合"吃点苦"了。食物的苦味相比黄连等中药来说要淡很多，清火的作用也会相对弱些，适合普通人群作为保健之用，结合博大精深的烹饪文化和精湛的技术，加工之后也能成为一道道美味呢！现代科学研究证明，苦味食品多含有生物碱、氨基酸、苦味素、维生素及矿物质等人体十分需要的物质，且具有解热去暑、提神除烦、健胃等功用。特别是夏季消化功能不佳时，由于人舌面的味蕾对苦味非常敏感，吃点苦味食物可以刺激脾胃的消化能力，增进食欲。但要注意，不是每个人都适宜吃这些食物。对于平素怕冷、肠胃功能不佳、吃一点凉东西就会拉肚子的人来说，"吃苦"则是"雪上加霜"了。

zàng fēng guān　bǎo　jiā　bāng

脏 封 官，保 家 邦，

gān　bài jiàng　xīn chēng wáng

肝 拜 将，心 称 王；

意 释

　　中医学认为人体是以心、肝、脾、肺、肾五脏为中心的、极其复杂的有机整体。五脏既具有化生和贮藏精气的共同生理功能，同时又各有专司，在生理、病理、物质代谢等方面相互联系、相互影响，共同铸就人体的生命健康。古人把身体比作国家，将五脏按照生理功能和特点，以官职命名，以凸显其特点和重要性。如肝喜条达而恶抑郁，具有刚强之性，易亢易逆，故被喻为骁勇善战的"将军之官"；心藏神，为人体生命活动的中心，五脏六腑必须在心的统一指挥下才能进行统一协调的正常生命活动，因此心为"君主之官"。

古装宫廷剧中，大家经常会看到群臣上朝的场面，皇帝端坐在金碧辉煌、庄严肃穆的大殿中，丞相、将军、御史、太尉等官员以文（臣）东武（臣）西而列，按照品阶高低依次排开。众所周知，一个国家的正常运转得益于各个部门的明确分工和相互配合。而对人体来说，五脏六腑也各司其职地推动着人体的生命活动。

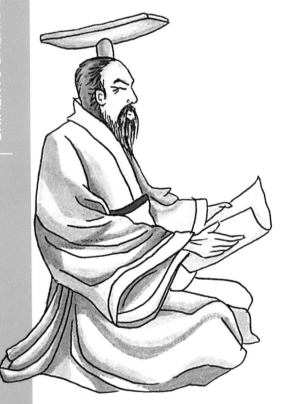
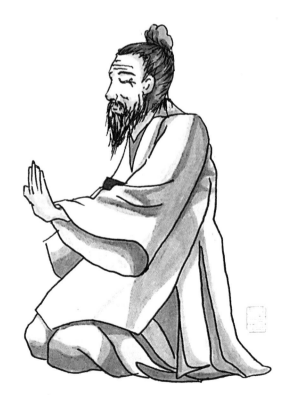

明君选贤臣，一选一个准

自古以来，明君选用贤臣的例子有很多，如齐桓公和管仲，后者助前者成为春秋五霸之首；刘备三顾茅庐请出的诸葛亮，辅佐其建立蜀汉政权；唐太宗李世民和被其赞誉"以人为镜，可以明得失"的魏征，二人携手创立大唐繁荣景象。由此看出，人各有所长，每个职位也具有各自的特点。一个国家如果拥有贤明的君主，能够举贤为用，力求官员的才识能力与其职务相当；与此同时，各官员可以各司其职，在自己的岗位上发挥出自己的优势，那么，国家才可能安定和谐、国运亨通。

古人把人体的脏腑器官以国家的管理机构、职位来命名，把身体作为国家来管理，说明管理自己的身体和管理国家同样重要。《素问·灵兰秘典论》借助对国家职能分工的认识，形象地描述了脏腑的功能，其中把心喻为君主。然而天下之大，仅靠心君是不可能安处天下事的，必当需要有能者分担。于是肝、脾、肺等便被任命为各方面的官员主管其事，由此组成了完整的治理体系。

例如肝脏在五行中属木，木对应四季中的春季，春季万物萌动而生，肝脏具有这种生发舒展的特性。同时，肝脏性情刚烈、有冲劲，如同将军一样勇武，故被称为"将军之官"。脾在五行中属土，居中央，能生化万物，可以把水谷精微营养物质及水液输送给其他脏器，起到传输和补给的作用，被称为负责管理粮草米谷、保障供给的"仓廪之官"。肺位于胸腔，位置最高，且与心君相邻，可谓"一人之下，万人之上"，故被称为"相傅之官"。中医认为"心主血""肺主气"，气血是维持人体生命的基本物质。因此，心肺"高高在上"，一为君主，一为辅相，君主发号施令，辅相处理执行，二者相互配合、掌管着全身气血的"分布""流通"等。由此可见，朝堂之上，不仅有心君执掌大权，其下还有肺相辅佐总理百政。同时，文职有脾官负责供给与稳固，武将有肝将冲锋杀敌。诸脏各有特点，各行其是，职责严明。

君臣搭配，干活不累

战国七雄中，秦国最为强大，时常欺侮赵国。赵国的蔺相如几次出使秦国，又随同赵王会见秦王，每次都凭着自己的大智大勇，挫败骄横的秦王，因此赵王很是器重蔺相如，将他提拔为上卿，位在老将军廉颇之上。战功卓著的将军廉颇见蔺相如官位比自己高，不服气地说："我为赵国出生入死，有攻城夺地的大功。而这个蔺相如，出身低微，只是凭着鼓动三寸不烂之舌，就能位在我之上，这实在是让我难堪！以后我再见到蔺相如，一定要当着众人的面羞辱他。"蔺相如得知后，尽量回避、容忍、退让，不与廉颇发生冲突。蔺相如的门客以为他畏惧廉颇，然而蔺相如说："秦国之所以不敢侵犯赵国，是因为赵国有我和廉将军。如果我们互相争斗，那就好比两虎相斗，必有一伤，赵国的力量被削弱，处境就危险了。我对廉将军容忍、退让，是把国家的危难放在前面，把个人的私仇放在后面。"后来这些话传到廉颇那里，他大受感动，想到自己对蔺相如不恭的言语和行为，深感自己错了，又羞又愧。于是，他脱下战袍，背上荆条，到蔺相如府门前请罪。蔺相如见廉颇负荆请罪，连忙热情地出来迎接。蔺相如和廉颇从此成了很要好的朋友。这两个人一文一武，同心协力为国家办事，秦国因此更不敢欺侮赵国了。

将相和睦，一张一弛，则进能攻、退能守，外敌不能侵。将相不和，则国家有难。当然，这个道理不仅可用于国家，我们的身体亦是如此。历史上有

"将相和"的故事，在人体中也有"将相和"的存在。"将"指的是将军之官——肝，"相"指的是相傅之官——肺。以古代将军和丞相关系形容肝和肺，形象地表达了二者之间既统一又对立制约的特殊关系。本来肺属金，能克肝木，但是肝气有时反胜肺，导致金木相冲。木气本就好胜、好顶撞，总想找个机会挑衅一下，二者的关系很难处理好。

可以说，人体是极为精密的组织结构，五脏各有生理功能，在体内扮演着不同的角色，虽各司其职，但机体的健康实际上是脏腑器官相互协调、相互制约，共同维持机体内环境稳定的结果。所以说，把心、肝、脾、肺、肾调理好了，就等于为身体健康打下了坚固的基础。

肝是将军，御敌又安邦

《三国演义》中张飞"面如泼墨，豹头环眼，燕颔虎须，势如奔马，性烈似火，声若巨雷"，一生追随刘备，肆意沙场，最出名的莫过于长坂桥独拒曹兵百万。曹操起兵征伐刘备，部将赵云怀揣刘备之子在当阳长坂坡单枪匹马，浴血奋战。赵云单骑救主杀出重围，张飞挺矛立马于长坂桥接应，他双眼圆睁，虎须倒竖，向追兵大喝：
张翼德在此，谁敢来
决死战？喊声未绝，
吓得曹营战将畏惧而
退。这种"一夫当关，
万夫莫开"的场景，
使得他勇猛刚烈、颇
有胆识的大将形象深
入人心。

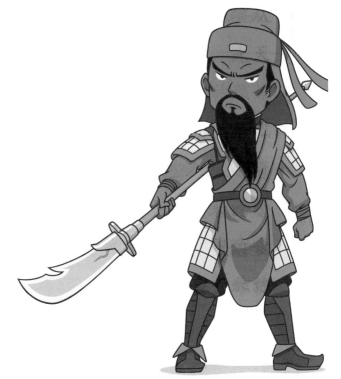

　　将军，在古时为
高级武官，性刚强而勇猛，有统率全军之功。《素
问·灵兰秘典论》把肝比喻为"将军"，用将军刚
强急躁的性格来形容肝的生理特性。试想一下，廉
颇、张飞等骁勇善战的将军必然最为厌恶被人强行抑
制与打压，必要在战场上挥斥方遒最为痛快，将军的
这种性格在中医上反映在肝的性能上为恶抑郁而喜条
达。也就是说，对人体而言，肝气宜保持柔和舒畅的
状态，情绪既不要过于激奋，也不要低沉抑郁，保持
平和是维持正常生理功能的基础。

　　古语有言："欲治兵者，必先选将。"意思是说
要想治理好军队，首先就要选择好的将军。那么，

"好"的将军究竟有何评判标准呢？《孙子兵法·计篇》将一名优秀的将领所需具备的素质概括为："将者，智、信、仁、勇、严也。"其中，孙子将"智"列为首位，可见作为一名好的将军，智慧是非常重要的。在残酷的战场上，两军对战交锋，拼的不仅是兵力和战斗力，更是将帅面对瞬息万变的战争局面时果敢的军事谋略和智慧。如果将军有勇无谋，那失败可想而知。所以，优秀的将军不仅是善于征战，所向披靡，而且是能够运筹帷幄之人。而肝之于身体的作用就是这样的。

将军运筹帷幄的功能，相当于肝主藏血的作用。人体活动时，血流量增加，肝脏负责排出生成和贮藏的血液，将其调动和分配至全身，以供机体活动所需；而在休息和睡眠时，机体需要的血液量减少，多余的血液贮藏于肝脏，养精蓄锐。若肝脏的这一功能充沛，便能够"谋略出焉"。所谓"谋略"即指通过对眼前和长远的问题思考而制定的解决对策和方案。可见，肝脏具有化解人体内部产生的危机，从而保证各脏腑组织器官有条不紊地正常活动运转的能力。

古往今来，将军的职能主要分为两点：外御敌寇、内保安康。首先，在外御敌寇方面，当人体面临外部邪气侵袭之时，肝脏便会作为将军统观战局，调兵遣将，令其他脏腑器官明确分工，各司其职，然后率领千军奔赴边疆，保家卫国。其次，在内保安康方面，所谓"治军之道在于明法"，历史上的精兵强队无一不是法令严明、正规有序的，肝脏对于人体亦然，它拟定了一系列条令条例，要求全体贯彻实行，细微到经络通路、小到气血津液、大到脏腑器官，都要严格履行各自的职能，各安其位、各得其所，有序维持人体生理活动的正常运转，使身体达到一种轻松、疏通、调畅的状态，这便是肝主疏泄的功能。总而言之，肝主管人体五脏六腑、气血津液的疏通与发泄、排泄，从而完成"君主之官"——心所交代的任务。

心是大君王，它好谁都好

不知你是否听过"比干挖心"的故事。相传比干有一颗"七窍玲珑心"，妲己想害死比干，就在纣王面前装病，声称需要一颗玲珑心来治病。昏庸的纣王居然同意了，命人取出比干的心脏。但因姜子牙的法术保护，服食神符

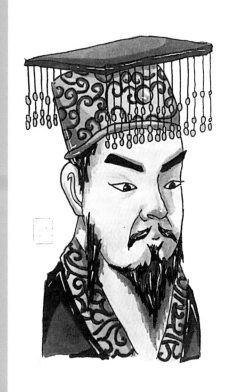

后的比干被剖出心脏仍然不死。他在荒郊野外碰到一位老妇人在卖"没心菜"，便问老妇人"菜没心可以活，那人呢？"老妇人说"人没心便死！"听罢此言，比干长叹一声，口吐鲜血而死。我们知道，心脏的跳动是人体生命活力的象征，心跳的停止意味着生命的终结。被挖心之后的比干，即便暂时得到了法术的庇佑，但最终仍未逃脱"离心而亡"的命运，更加印证了心脏是人体生命活动主宰的观点。

《素问·灵兰秘典论》将心称为君主之官。这说明古人已经认识到了心在人体中所处的核心地位和所起的枢纽作用。作为君主，脏腑百骸均遵从其号令。君王圣明，治理国家时指挥调度有序，国家就会繁荣昌盛。而人体也是如此，心神正常，身体内其他脏腑功能才能得到正确的统摄，从而发挥各自的功能活动，相互之间协调配合，人才可能健康长寿。

此外，作为明君，必然能给予民众精神鼓舞，是从思想上指导世人不断进步的精神领导者。而在人体中，心脏也统摄着机体的精神、意识和思维活动。如果心的功能正常，气血充盈，心神得以涵养，那么人会精神振奋、神志清晰、思维敏捷，对外界信息的反应灵敏。反之，可能会出现神志不宁，甚至谵狂，或反应迟钝、精神萎靡，甚则昏迷、不省人事等。可见心的功能状态决定了人的整体精神面貌，这也就是《黄帝内经》所谓"心者，神明出焉"的意思。

中医有言，"心主血脉"，涵盖了心脏搏出血液的能力、脉管输送能力、血液营养全身三方面功能。心、血、脉三者构成一个相对独立的密闭系统，心脏像是一台不停运作的发电机，推动血液在脉管中周流不息，并将血液中的营养物质运送到全身的各个部位，供养五脏六腑、四肢百骸、筋肉皮毛，从而维持其正常的生理活动。所以说，一旦心跳停止了，人体的生命也就终止了，心是人体当之无愧的主宰。

fèi wéi xiàng　pǐ guǎn cāng
肺为相，脾管仓，

shèn zuò qiáng　zuì xū cáng
肾作强，最需藏。

意释

　　肺脏具有辅助心脏治理调节全身气、血、津液及脏腑生理功能的作用。因为心为君主之官，故肺被喻为辅佐君王的宰相。五脏六腑维持正常生理活动所需要的水谷精微有赖脾的运化作用。脾脏像是一位运粮官，为人体传送足够的养料，以维持正常的生理活动。肾脏为先天之本，生命之根，人体贮存和封藏精气、纳气，以及月经到来、胎儿的孕育、二便的正常排泄等，均与肾主封藏的功能有关。它就好比一个创造生命的能工巧匠，对人体的生长、发育、成熟、繁殖有着极大的促进作用。因此，肾脏只宜闭藏而不宜耗泻。

　　《素问》中将肺、脾、肾三脏分别称为相傅之官、仓廪之官、作强之官。那么，这些古代官职的职能究竟和肺、脾、肾的生理特点有何相似之处？双方又有怎样千丝万缕的关系？下面，就为大家一一道来。

肺是宰相，辅佐之臣整朝纲

众所周知，能臣贤相能够让君主在治国过程中如虎添翼。历史上，这样的例子可以说是数不胜数，比如辅佐齐桓公改革一举奠定了齐国"春秋第一霸"地位的"华夏第一相"管仲，以及整饬朝纲、整顿吏治、巩固国防、推行一条鞭法的"救时宰相"张居正。由此可见，宰相是辅助皇帝处理各种国家事务、统领协调百官、总揽政务的最高行政长官。在朝廷之中身居要位，拥有着一人之下、万人之上的权力。这正符合《史记》所言："宰相者，上佐天子理阴阳，顺四时，下育万物之宜，外镇抚四夷诸侯，内亲附百姓，使卿大夫备得任其职焉。"

《黄帝内经》中将肺比喻为丞相，认为"肺者，相傅之官，治节出焉"，这句话形象地道出了肺在五脏中所处的地位及功能特点。"傅"通"辅"，有辅佐、协助的意思。所谓"治节"即指治理、调节。综上所述，我们可以简单地理解为，肺相辅助君王，代君行令，为国家的治理颁布法度。而要说到肺脏的治节之道，无外乎两点：一则食君之禄，忠君之事，首先须做的便是替心君排忧解难；二则是从上到下整顿朝纲。这一内容的顺利实现，与肺脏支配人体气机运行的功能有着密不可分的关系。随着肺的一呼一吸，气息就会上升下降使全身气道通畅。它上可辅助心君行血，推动和调节全身血液的运行；下可使身体内外的气得以交换，更会对体内的气血津液运行、排泄起到调节作用。

脾是粮官，送粮途中顾护忙

在中国古代医家的眼中，脾是非常重要的脏器，《黄帝内经》将其称为"仓廪之官"。仓廪，储藏米谷的地方，即将脾比作管理国家粮食的官员。根据史书的记载，古代多将此官职称为"粮官"，专门负责军队的征集粮秣、给养、调配、发放等工作。这个官职虽然听起来不起眼，但作用却是极其重要的。古语有云："兵马未动，粮草先行。"意思是军队出兵之前，应先准备好粮食和草料。在作战过程中，"粮官"如果没有及时提供粮食，军队一旦被敌军围困，便会不攻自亡。

如果说，在国家中"运粮官"是掌握了军队命脉的官职，那么在人体中，脾脏便是掌握人体命脉的脏器。人出生后，饮食水谷是机体所需营养的主要来源，而把吃进去的粮食、水谷精微营养物质，以及水液输送给其他脏器，再布散全身，则主要依靠脾的运化功能才能完成。这样，脾脏便起到了"运粮官"的作用。

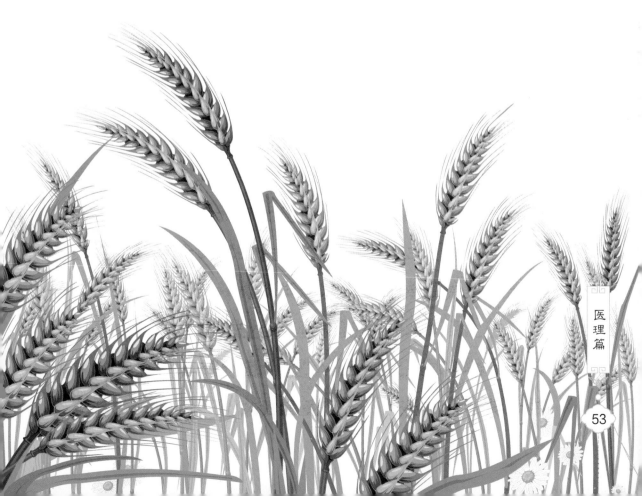

在《封神演义》中，非战时"粮官"是一个闲职，但是到了战时，这些能力强大的"粮官"同样可以出现在战场上。细细数来，有手持三尖两刃刀，阙庭三眼，可辨别妖魔鬼怪，通晓八九玄功的杨戬；有将鼻一哼，响如钟声，并喷出两道白光，吸人魂魄的郑伦；有以铁棍为武器，以遁地术善能地行千里的土行孙。这些本领高强之人均被任命为"督粮官"，在两军对垒中，他们亦可为保证粮草的安全在战场上冲锋杀敌。脾脏在人体中也有类似的作用。如果想要血液在脉管中规矩地运行，不随便跑到脉管外，则需要"脾气"对它进行约束。如果脾气虚弱，不能承担起这种约束功能，就会出现各种出血病症，如呕血、便血、尿血、皮肤紫癜、产后出血不止等。因此，中医认为脾具有统摄、约束血液的功能，使行于脉管内的血不外逸，称"脾统血"。

肾是匠臣，创造生命第一名

《素问·灵兰秘典论》云："肾者，作强之官。"可见"作强之官"当是肾脏在脏腑十二官中的特殊地位与分工，应与君主之官、将军之官、仓廪之官等脏腑官名相一致，但纵观古代官职中没有"作强"

一职，有学者认为"作"可以解释为匠作、创作、制造之意，"强"有"以力相迫"之意，可以引申为监督、督导。所以，作强之官可以解释为掌管监督营造的官员，这一类官员古代称为"将作大匠"，是负责宫殿修建之官。秦代称将作匠为少府。西汉景帝中元六年（前144年），改称将作大匠，执掌宫室、宗庙、陵寝等的土木营建。到了元代更将其称作院使，主要负责金、玉、织造、刺绣等手工艺品的制造。

历史上最有名的匠作之官当为隋代的城市规划和建筑设计专家宇文恺（555—612年）。宇文恺出身于武将功臣世家，自幼博览群书，精熟历代典章制度和多种工艺技能。他长期担任隋朝主管建造方面的官员，官至工部尚书。隋朝时所兴建的大兴城、东都洛阳、开凿的广通渠、修复的鲁班故道和长城等大型土木工程，都是在宇文恺的规划设计和领导下完成的，为以后各代都城建设树立了样板。此外，宇文恺还设计、建造了许多奇妙的建筑，如他曾制作一种大型活动建筑"观风行殿"，殿内可容数百人，上为宫殿式木结构建筑，可以拆卸和拼装，下施轮轴，可以在地上灵活移动。大帐可坐数千人，表演"百戏"为乐。隋炀帝曾带大帐和"观风行殿"巡视北部边境，观者无不惊奇、赞叹。

由此可见，"匠作大将"和"作强之官"——肾在创造力方面有异曲同工之妙。为什么这么说呢？工匠是创造器物的，肾也是主管技巧、发明创造的。只不过与之不同的是，肾脏就好比创造生命的工匠，是生命的原动力。

繁衍生殖是生命、血脉延续与发展的保证，是人类生生不息不断进化的动力之所在。中医认为肾脏具有储藏人体精气的作用，而精气是人体生长发育、生殖等方面的物质基础。人从幼年开始，肾精渐充，发育到青春时期，精气开始充盈，体内就产生了一种

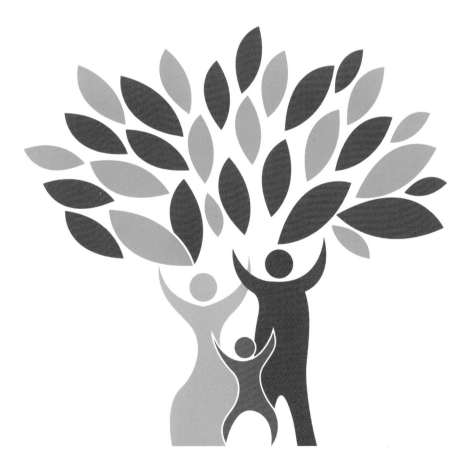

促进生殖功能成熟的物质，中医学称为"天癸"。当这种物质发展到一定水平时，男子能产生精子，女性就开始按期排卵，出现月经，性功能逐渐成熟，可以使人体具备生殖功能，有利于繁衍后代。在生殖过程中，父母通过肾的作用给予后代以生命遗传物质，从而将生命如此周而复始，代代相传。可以说，肾对人体的生长、发育、成熟、繁殖有着极大的促进作用，因此，固肾保精是保证人体生命力强盛的重要措施。

jīn yǔ yè　　gōng yíng yǎng

津与液，供营养，

jīng huà xuè　　qì dǎo háng

精化血，气导航。

意释

气、血、津、液，都是构成人体和维持人体生命活动的基本物质。津液是机体一切正常的水液，滋润人体并提供营养；精是血化生的源泉；精、血、津、液的正常运行都要依靠气的运动和指挥。

津液，仅仅是水吗？精和血又有什么关系呢？气这个字用在很多词语里，力气、志气、骨气、生气、脾气……含义均不同。这几个字里到底有什么奥妙呢？

津液就是水吗？

中医理论中，津液是体内各种正常水液的总称，包括各脏腑组织器官的内在体液及正常的分泌物。津液是液体，当然是以水为主体的。但是津液里面还含有大量营养物质，比水的作用可丰富多了。

你若曾因吃坏东西而拉肚子，这时医生通常会建议用补液盐冲水喝。这"补液盐"里面，含有葡萄糖、氯化钠、氯化钾、碳酸氢钠等，可以调节肠道水、电解质代谢平衡。所以，拉肚子后不能只喝白开水，没有补液盐的话可以用一点食盐和白糖冲水喝。这是因为，拉肚子损失的不仅是"水"，更是"津液"。简而言之，津液是"有内容"的水，富含营养，是构成人体和维持人体生命活动的基本物质。津液有水的滋润作用，可以滋润皮毛、肌肤、眼、鼻、口腔；也有濡养的作用，就是营养内脏、骨髓等器官。

除血液外，人体其他正常的水液均属于津液，如泪、汗、尿等。古汉语可是非常讲究"微言大义"的，每一个字都有不同的含义，津和液也各有内涵。通俗地讲，质地较清稀、流动性较大、起滋润作用的，称为津，比如"望梅止渴"，口中生的就是津；质地较浓稠、流动性较小、起濡养作用的，称为液，比如脑脊液就属于液。

由于津液是有"内容"的，所以光靠喝水可是补不了津液的哦！津和液都源于饮食水谷，依赖脾胃的运化功能而生成，也就是依靠从饮食中获得的营养，人体经过复杂的吸收转化，才能成为津液。但是不喝水一定会损失津液的，因为津液的主体还是水分，所以及时补充水分是很重要的。

老当益壮靠肾精

《封神演义》中有这样一个故事：冬天下了一场大雪，纣王和妲己在鹿台上观赏雪景，忽然看到城门外一个老人和一个年轻人正在过河。老人在冰冷的河水中光脚走得很快，像不怕冷的样子；而年轻人却哆哆嗦嗦，不敢前进。纣王于是问妲己："奇怪，怎么会有这种事？"妲己说："陛下不知，老者不怕冷，那是因为他是父母年轻精血正旺之时所生，肾精充足，体质健壮，因此老当益壮，能够抵抗寒冷的天气。至于那个年轻人怕冷，是因为他的父母生他时已经过了壮年，气血不足，他从父母那里得来的先天之精本身就很弱，虽然年轻，身体却衰弱，因此遇到寒冷就先害怕了。"纣王不信，于是命人把老少两人抓了过来，结果证明确实像妲己所说的那样。

古人认为，天有三宝"日月星"，人有三宝"精气神"。中医学把"精"作为人体的物质基础，泛指构成人体和维持生命活动的基本物质。《黄帝内经》

中有"夫精者，身之本也"的论述。"精"从来源上可分为"先天之精"和"后天之精"。先天之精来源于父母，是构成人体、具有生命活力的原始物质。因它来源于先天，并有繁殖后代的作用，所以称为"先天之精"或"生殖之精"。有些人从小身体虚弱，多是因为先天之精不足。后天之精来源于日常摄入的饮食水谷和吸入的自然界清气。即饮食之物经消化吸收后，变成有营养的精微物质，加之肺吸入的清气，这些物质进入人体血液中，营养五脏，灌溉六腑，从而保证人体继续生长发育，以维持日常的生命活动。

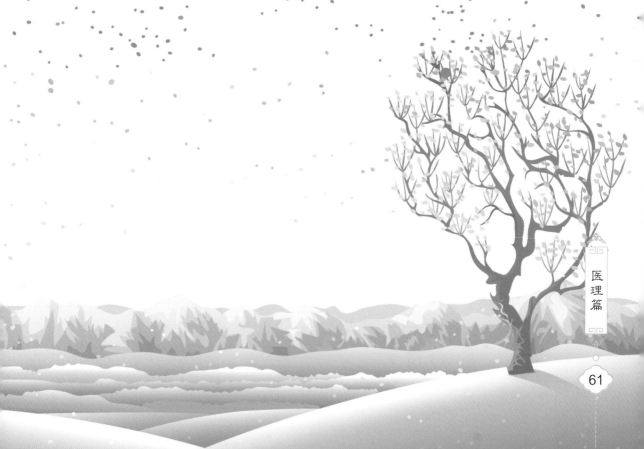

医理篇

先天之精和后天之精对人体健康都很重要。先天不足可以后天补，这就是养生保健的作用；但若依仗自己先天条件良好而肆意损伤，照样会损毁身体的健康。

独特的"气"

一提起"气"，首先想到的就是呼吸，这是我们能够感知到的。"气"还有很多无形无象的存在形式。中医理论中，"气"是构成人体和维持人体生命活动的物质基础，人体一时一刻都不能离开它。《黄帝内经》中说："人以天地之气生。"

汉语当中，带有"气"的词语很多，力气、生气、和气、名气、语气、大气、正气、志气等，含义各不相同。有的气是呼吸，有的气是力量，有的气是愤怒，有的气是品德……在医学理论中，气也有多种分类，比如最常见的一种——元气、宗气、卫气、营气。

元气又名"真气"，是人体最根本的气，是生命活动的原动力。元气生来就有，在人体内的作用是统率全身所有的"气"。如果失去了元气的统帅，则群龙无首，人就会得病。

宗气来源于人的呼吸，是由肺吸入之清气和脾胃运化之水谷精气结合而成的，积于胸中。所以语言、声音、呼吸的强弱，以及气血运行正常与否，均与宗气的盛衰有关。

卫气坚守在人的体表，防止外来病邪入侵。此外，卫气还有"关门"的功能，主要是不让"汗"随便跑出来。所以有人一动就大汗淋漓，可能属于"气虚自汗"，就是卫气没关好门导致的。

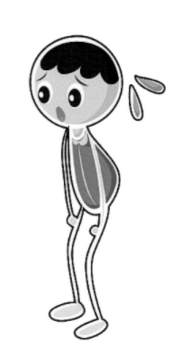

营气，又叫"营阴"，主要由脾胃运化的水谷精微所化生，是水谷精微中富有营养的物质。它分布于脉管之中，主要功能是化生血液、营养人体，能够温暖滋养全身皮毛。营气与血同行于脉中，有着不可分离的密切关系，故常"营血"并称。

另一个大家都熟悉的就是"正气"了。一家三兄弟，老大挑食宅家不锻炼，老二抽烟喝酒加熬夜，老三生活规律爱运动。一场流感袭来，结果老大老二都病倒了，老三则安然无恙。三兄弟是一母所生，遇到的致病因素也是相同的，为什么会有这样大的区别呢？这就是因为中医所讲的"正气"。身体里面抵抗疾病的正气不足时，邪气跟正气相比就像千军万马打一个小兵团，自然抵挡不住。老三平常注意饮食和锻炼，正气充足，把邪气抵挡在身体的外面，所以没有生病。

外界病邪进入人体能否导致疾病的发生，关键在于人体正气的强弱，以及正气与邪气力量的对比。《黄帝内经》中说："正气存内，邪不可干。"当人体的正气遇到外来邪气入侵的时候，一场战争也就不可避免地爆发了。正气是人体的卫士，邪气是敌人，当邪气入侵人体时，正气就像边防军一般进行护卫，正邪相争，所以人们就会感觉发热或者有其他不舒服。因此，发热不一定是坏事，这是正气奋力抗争的表现。若正气充足，击败邪气，人体就会恢复正常。当然，由于正气出力，所以需要休息调整，重新蓄养正气，为下一次抗击邪气入侵做好准备。而只靠休息无法恢复时，就应该在医生指导下服用药物。

红色的小火车

我们体内有一套结构严谨、分布广泛、无处不在的"铁路系统"，各条线路上，红色的小火车每天来往穿梭，一刻不停。你猜对了，这小火车就是我们的"血"。那小火车在我们体内是如何行驶的呢？

首先依靠完备的铁路网线。血液的主要功能是营养和滋润全身。《黄帝内经》中有"肝受血而能视，足受血而能步，掌受血而能握，指受血而能摄"的说法，也就是说各种功能都离不开血。其实，我们体内血液循行的线路早就布好了，血液循行于脉管中，周而复始，把营养送到身体各处。血的濡养作用正常，则面色红润、肌肉丰满壮实、肌肤和毛发光滑。当血的濡养作用减弱时，机体除脏腑功能低下外，还可见到面色不华或萎黄、肌肤干燥、肢体或肢端麻木、运动不灵活等临床表现。

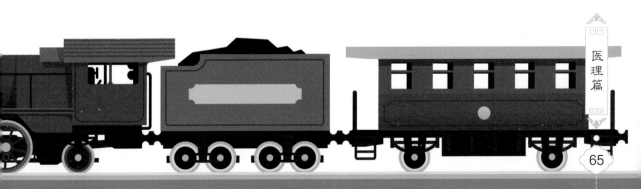

运行线路有了，然后就是小火车的发动机了。中医学有"气为血之帅，血为气之母"的说法。帅，即统帅之义，血液的运行必须依赖气的推动作用。也就是说，气是血运行的动力，相当于小火车的发动机。若发动机动力不足，火车就会慢下来甚至停下来，也就是中医说的气虚推动无力，则血行迟缓或停滞。血的作用，在于让气有所归属。气本身是无形的，必须依附在有形的物质上，才可以正常地发挥作用，所谓"皮之不存，毛将焉附"。发动机必须安装在小火车上才能发挥作用，如果连火车都没有了，发动机自然就没有用武之地了。

除此之外，气还有固摄的作用，表现在对血液的作用方面，就是使小火车保持在铁轨上正常运行。所以，气的推动作用和固摄作用是血液得以正常运行的保证，这就是气这个"帅"对于血的领导和管理。

shén tiáo shè　　zàng ān kāng

神 调 摄 ， 脏 安 康 ，

nù　qì　shēng　　gān shī chàng

怒 气 升 ， 肝 失 畅 ；

意释

　　人的七情六欲与五脏有直接关系，精神情志调养得好，脏腑功能就正常；强烈或过度的情志刺激会损害身体。例如发怒时气会上冲到颠顶，这就是肝失疏泄的表现。

　　人有三宝"精气神"。"神"原本指的是自然界中一切自然现象（包括生命）的内在规律。从自然界日月星辰的运行、春生夏长秋收冬藏的季节变化，到人的生长壮老已、气的升降浮沉，都受到内在规律的支配，这个内在规律就是"神"或称"神机"。那么，人体中的"神"是什么呢？

神奇的"神"

人体中的"神"有广义和狭义之分。狭义的"神"是指人的思维、意识、感知力、情绪、意志等；而广义的"神"是指人内在的生命力及外在表现。不要以为中医的"神"的概念已经成为老古董了。我们平日里说的"你今天真精神！"可不是说你今天精神正常，而是说看上去神气充足、身体健康。这个正是广义的神的表现。中医学理论中"有神""无神"都指的是广义的神；而"神乱""神昏"等指的是狭义的神。

那怎么判断"神"的状态呢？

我们观察一个人时，常说"双目炯炯有神"，却不说鼻子有神或耳朵有神，这是因为中医理论认为"人之神气，栖于两目"，也就是说"眼睛是心灵的窗户"。有神的眼睛，

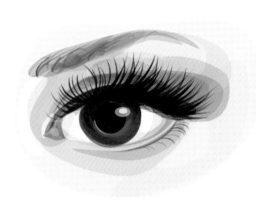

是黑白分明、内有光彩、运动灵活的；而黯淡无光、瞪目直视的眼睛就是无神的，代表着人可能罹患了重病。除眼睛外，皮肤的光泽和颜色、表情和神态、体态动作等，都可以帮助医生判断"神"的状态，

从而判断患者的基本状态，是轻病还是重病。

神以精、气为物质基础，源于先天之精而产生，依赖于后天之精的滋养而健旺。人的身体健康状况决定了神的健旺与衰弱，反过来，我们也能通过神的健旺与衰弱来推断一个人的健康状况。中医诊断病情时要重视患者"神"的盛衰，治疗中注重安心凝神，强调静养调护。形神关系和精气神关系，是中医理论体系乃至中国传统文化体系中的两个重要组成部分，"形与神俱"贯穿整个生命历程，精气神相依而不相离。

无名之火有其名

《三国演义》中有"诸葛亮三气周瑜"的故事。一气是在赤壁大战后第二年，周瑜去夺取荆州，被诸葛亮抢先夺去。二气是周瑜本想借把孙权的妹妹嫁给刘备之机把刘备扣下，逼诸葛亮交出荆州，不料诸葛亮用计使周瑜"赔了夫人又折兵"。三气是周瑜向刘备讨还荆州不成，又率兵攻打失败，结果病死了。临死前周瑜感慨："既生瑜，何生亮！"

周瑜是典型的因"怒"而亡的代表。俗话说"肝火盛，不长命"。中医理论认为，怒伤肝。《黄帝内

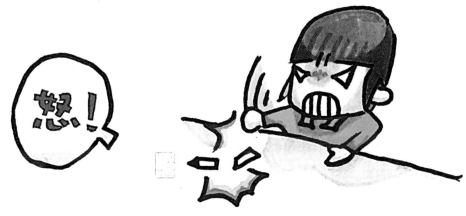

经》称肝为"将军之官"，是武将之首，主要功能是"疏泄"。疏是疏通，泄是开泄，是肝通过调畅全身气机，使上下内外各安其所、各司其职。肝的疏泄功能正常，气机调畅，各脏腑功能自然正常协调。若肝的疏泄作用失调，怒则气升，沿着肝经直冲颠顶。平常人们生气时常说"一股无名之火直冲上来"，这个"无名之火"其实是有名字的，那就是"肝火"。大怒之时面红耳赤，就是这个火"跑"上来了。影视剧中人生气会导致吐血，就是气跑上来时，还推动了"血液小火车"也冲了上来。周瑜大怒之后吐血，就是这个缘故。

按照现代医学的观点，大怒会对中枢神经系统、血液循环系统、消化系统、内分泌系统等造成不同程度的危害。大怒时，人的全身肌肉紧张，心跳可增加到每分钟200次以上，加之血管收缩，血压明显上升，容易诱发脑血管意外。

xǐ qì huǎn　xīn qiàn yǎng
喜气缓，心欠养；
bēi qì xiāo　fèi bèi yāng
悲气消，肺被殃；

意释

过于欣喜会使心气涣散，神不守舍；悲伤啼哭时会出现气都接续不上的情况，会连累到肺的呼吸功能。

七情与五志

七情，即喜、怒、忧、思、悲、恐、惊七种情志变化。七情与脏腑的功能活动有着密切的关系，七情分属五脏，以喜、怒、思、悲、恐为代表，称为"五志"。人的情志变化是对外界客观事物的不同反映，是生命活动的正常现象，一定限度内不会使人发病。但在突然、强烈或长期的情志刺激下，超过了正常的生理活动范围，而又不能适应时，脏腑气血功能紊乱，就会导致疾病的发生，这时的七情就成为致病因素。

范进中举——喜出望外

古典小说《儒林外史》中有这样一个故事：范进是个老实勤奋的穷书生，只是考了多次都没能考上秀才，终于在五十多岁时才中了秀才。因他想要去参加乡试，便找丈人胡屠户借钱，却被骂得狗血喷头。范进只好向乡邻借了盘缠去城里应试。回来时，家里已断粮三天。到了发榜那天，范进家里没米下锅，抱着母亲那只生蛋鸡上集市去卖。刚走不久，报喜的人来了，邻居飞奔到集上拽回了范进。范进回到家，见到报帖："捷报贵府老爷范讳进高中广东乡试第七名亚元。京报连登黄甲"。范进每念一遍，就拍手笑道："噫！好了！我中了！"范进念着、笑着，突然一跤跌倒在地，牙关紧咬，不省人事。他母亲慌忙拿水来救。灌弄了一阵，范进一骨碌爬起来，又拍手大笑道："噫！好了！我中了！"不由分说，往门外飞跑，边拍边笑。大伙都说这位新贵人喜疯了！范进的母亲和妻子急得大哭。报喜人出主意说范老爷因欢喜过度，痰迷心窍，只要他平日最惧怕的人打他一下，说他不曾中，他一吓，把痰吐出来，就明白了。众人便找来胡屠户打他女婿。胡屠户喝了酒，壮壮胆，拿出平日的凶恶样子，对着正在发疯的范进大骂一声：

"该死的畜生！你中了什么！"一巴掌过去，把范进打倒在地。众人一齐上前，替范进抹胸口、捶背心，忙了半晌，范进才渐渐喘过气来，睁开眼，不疯了。

后来，"范进中举——喜出望外"成了个歇后语，说的就是"乐疯了"。接到喜报，范进高兴太过，喜极而疯，胡屠夫的一通"吓唬"反而治好了他，这在医学上是典型的"情志治病"的例子。这种方法就是基于五行生克的原理。情志当中，恐是克喜的，也就是五行之中的"水克火"，所以范进"最怕的人"能治好他的疯病也就不足为奇了。

高兴也会伤身吗？

我们都知道生气影响身体健康，难道高兴也会伤身吗？

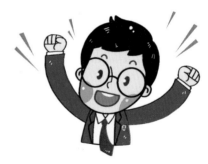

中医理论认为，人体脏腑与不同情志相对应，适度的情志变化有益身心，但无论哪种，只要太过就会伤害其对应的脏腑——怒伤肝，喜伤心，思伤脾，悲伤肺，恐伤肾。所以，即使是高兴，也要有个限度。欣喜若狂，就会"伤心"，前面所讲故事中的范进就是痰迷心窍，喜极而疯。

情志对于"气"的运动也有明确的影响。《黄

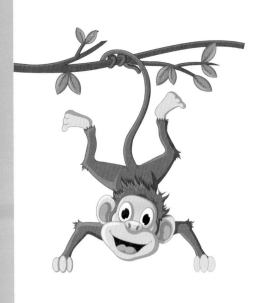

帝内经》概括为怒则气上、喜则气缓、悲则气消、恐则气下、思则气结。这里的喜则气缓，包括缓解紧张情绪和心气涣散两个方面。在正常情况下，喜能缓和紧张情绪，使心情舒畅。但是乐过了头则会影响心神，导致精神失常。

大文豪苏东坡在《水调歌头·明月几时有》里写道："人有悲欢离合，月有阴晴圆缺，此事古难全。"人生起起伏伏，喜怒哀乐是人之常情，但是情绪变化过于激烈或持续时间太长，都可能有害健康。随着社会的进步与发展，人们也感受到了更多的来自学习、工作和生活的疑惑和压力。这些会使人产生情绪上的各种反应。保持心情舒畅，是预防疾病的重要方法之一，情绪不良会直接影响人们的身体健康和生活。《黄帝内经》告诉我们"郁则发之"，就是说当人忧郁、悲伤时，要倾诉、发泄出来。人的一生中难免会遇到困难和挫折，导致心情不畅，及时向亲人、朋友或是专业的心理工作者倾诉和寻求帮助，才能避免因情志影响健康。

上气不接下气

哭，是每个人都有过的体验。哭起来，抽抽搭搭、呜呜咽咽，会有"上气不接下气"的感觉，这是为什么呢？

这就要从肺谈起了。肺是负责呼吸的，即吸入大自然中的新鲜空气，呼出人体内的浊气。在中医理论中，肺不仅主呼吸之气，而且主"一身之气"。肺吸进的清气与水谷之气结合形成"宗气"，供应全身各个脏腑器官，所以说"肺为宗气之化源"，主一身之气。

生活中，事与愿违或遭到挫折之时，悲伤便会袭来。一般来说，悲作为一种情志活动，是人体对外界事物的一种正常反应。短暂的悲伤，有助于提高人的抗挫折能力，对身心健康有一定益处。但是悲伤太过，或者持续时间过长，超过了人体自身所能调节的限度和承受的负荷，就会成为致病因素，严重者可因此丧命。

古典名著《红楼梦》里的林黛玉一向被认为是多愁善感的代表。她性情孤僻、多愁善感，稍有不适就暗自哭泣流泪。悲则气消，哭泣不停就会上气不接下气。气是由肺所主的。中医理论讲，悲伤肺，所以

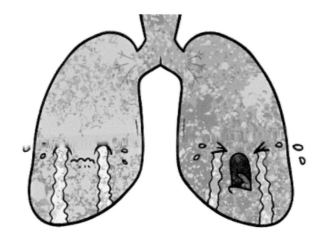

"黛玉每岁至春分、秋分之后，必犯嗽疾"。在中医理论中，卫气是肺的直属部队，负责保卫人体不受外邪侵袭和维持体温。肺气虚了，人就会怕风、怕冷、易感冒。黛玉本身有先天不足之症，天稍微冷一点就会咳嗽，这是典型的肺气不足。现代研究也证明，悲伤的情绪会使免疫力明显下降，各种疾病都可能加重。林黛玉先天本就不足，还整日"凄凄惨惨戚戚"，后来咯血而逝，正是肺病的表现。

忧 气 结， 脾 不 壮；
yōu qì jié　pí bú zhuàng

恐 气 下， 肾 难 防。
kǒng qì xià　shèn nán fáng

意释

忧思过度会使得气运行不畅，主要影响脾；强烈的恐惧会让气机下陷，伤害到肾。

两千年前的倒霉医生

《吕氏春秋》中记载了这样一个故事。齐王患病，整日闷闷不乐，经许多医生治疗仍不见好转，于是请来名医文挚。文挚详细诊断了齐王的病情后，对太子说："大王的病我是能治好的。但是治好后，大王必然要杀我。"太子吃惊地问："这是什么缘故？"文挚说："大王的病必须用激怒的方法治疗，我如果激怒了他，性命难保。"太子恳求说："如果先生能治好父王的病，我和母后拼死也要保住你。""那我就把这条命送给齐王了。"文挚悲壮地说。于是，文挚故意不守信誉，三次失约，不按约期为王治病，使齐王很生气。见齐王时，更是不脱鞋就上床，还踩着齐王的衣服问病，齐王更加生气，而文挚得寸进尺地怒骂齐王。齐王再也按捺不住，从病床上翻身起来大骂不休。这一怒一骂，齐王的病竟治好了。但齐王病愈后怒气未消，不听太子和王后的解释，还是将文挚杀死了。

文挚根据中医情志治病"怒胜忧"的原则，采用激怒患者的治疗手段治愈疾病的案例是情志疗法的典型范例。齐王忧思过度，病在脾，五行属土，而怒属肝，五行为木，木克土，所以怒可以治忧。后世的医案中，也记载过不少类似的例子。如《儒门事亲》中记载："一富家妇人，伤思虑过甚，二年不寐。"张子和采用"多取其财，饮酒数日，不处一法而去"的方法来故意激怒患者，结果，"其人大怒汗出，是夜困眠"。名医华佗也善于使用情志相胜疗法。《独异志》载华佗用书信指责痛骂郡守，令其恼怒得"吐黑血升余"，黑血排出体外，疾病也就痊愈了。

在现代，所有"忧思病"均用"激怒"的方法来治疗并不现实。那怎么办呢？不要忘了还有气机变化这条途径！思则气结，是指思虑劳神过度，伤神损脾，心神失养则心慌、健忘、失眠、多梦；脾胃的功能受到影响，便会出现不想吃饭、脘腹胀满、大便黏腻等症，"愁得吃不下饭"就是这个原因。而且，忧思则气"结"，就是气停在那里不肯走；而怒则气上，停着的气运行起来也就缓解了"闷闷"的不适。除激怒法外，还可以通过运动的方法促进体内气的运行。气属阳，到户外沐浴阳光、开心运动、呼吸新鲜空气，气机就会顺畅，堵在体内的气就可以散开了。所以，出去运动吧，它会让你心情舒畅、身心健康的！

吓得"屁滚尿流"

害怕时都会有哪些表现？大叫一声？吓得撒腿就跑？这都是轻的呢！更害怕时，可是跑都跑不动的，会吓得"挪不开步"；更严重的，可能吓得"屁滚尿流"。

中医理论认为，恐伤肾，也就是恐吓会影响肾的功能。肾的什么功能跟"屁滚尿流"有关呢？那就是"肾司二便"。

"肾司二便"指的是肾主管大小便，如果肾气足，那人就能够自主控制大小便；人若过度恐惧，肾受损而气不足，控制能力减弱，就可能会出现二便失禁的情况，当然，小便失禁表现得更为明显。另外，从气机角度分析，中医理论认为"恐则气下"。人被恐吓后可表现为面色苍白，为什么会这样呢？前面我们说过，血液小火车是靠气这个动力推着前进的，恐则气下，气下去了，血自然也就上不来，面色也就会发生改变。同理，"吓出一身冷汗"是由于气下去了，不能在外执行"固摄汗液"的功能。

shǒu zú jīng　　fēn yīn yáng
手足经，分阴阳，

chōng rèn tiáo　　dū dài máng
冲任调，督带忙。

　　阴阳理论贯穿整个中医理论体系，因此，经络系统亦以阴阳来命名。十二经脉根据各经所联系脏腑的阴阳属性及在肢体循行部位的不同，分为手太阴肺经、手厥阴心包经、手少阴心经、手阳明大肠经、手少阳三焦经、手太阳小肠经等。奇经八脉是指十二经脉之外的八条经脉，包括任脉、督脉、冲脉、带脉等。冲脉和任脉与女性生殖功能有直接联系，二者充盈调达，才具有孕育生命的能力。督脉具有调节阳经气血，以及反映脑、肾、脊髓功能的作用，且与生殖功能密切相关。带脉具有约束纵行的各条经脉、顾护胎儿和主司妇女带下的作用。督脉从上至下，纵行于身，带脉绕着肚脐，横向走行，二者纵横相贯，互相协调，可以维持人体脏腑功能的稳定。

医理篇

经脉是什么？对于人们而言，它看不见、摸不着，但确实存在。中医将经脉系统分为十二经脉（正经）和奇经八脉等内容，开展了一系列丰富多彩的研究。

十二经脉属正经，手足阴阳遍处行

十二经脉运行于一身内外，遍布各处，不论是四肢、躯干、内脏，无所不到，将人体组成一个上下、左右、内外统一的有机整体，是构成经络学说的主体，故又称为"正经"，具有表里经脉相合与相应脏腑络属的主要特征。中医认为，一切

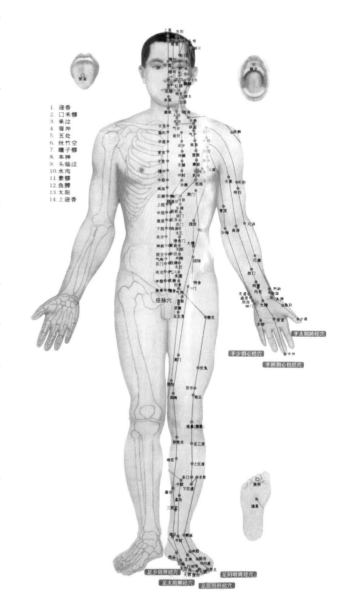

事物都可以从阴和阳两方面来阐述，二者之间既对立又相互统一，其排列组合可以囊括宇宙万物，十二经脉的命名便蕴含了这种思想。

　　首先，十二经脉的名称是按照阴阳气的盛衰（定量）来划分的。阴分为太阴、少阴、厥阴三经，少阴是阴气初生，太阴是阴气隆盛，厥阴是太、少两阴

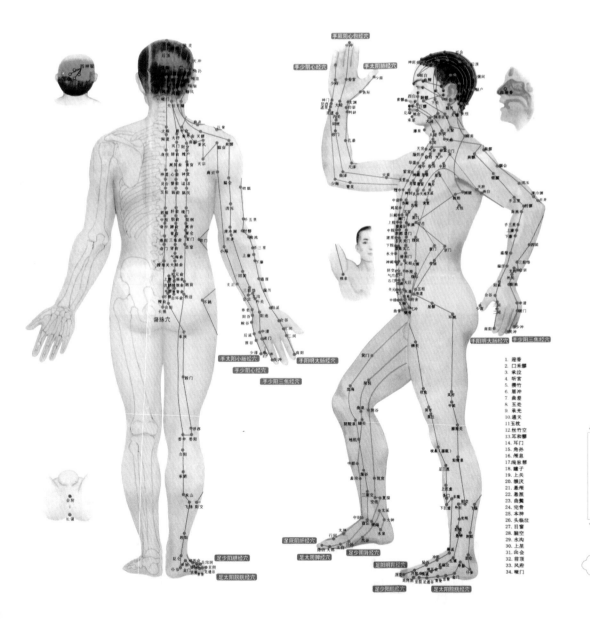

医
理
篇

之交尽，即指阴气消尽；同理，阳分为太阳、少阳、阳明三经，少阳是阳气之始，太阳是阳气大盛，阳明是太、少两阳相合而明，即指阳气极盛。这样就将一阴一阳衍化为三阴三阳，循环往复，运行气血，从而达到机体上的阴阳平衡。

其次，从十二经脉的循行轨迹来看，阴经循行于手足的内侧，阳经循行于手足的外侧；手三阴三阳经分布于人体上肢，足三阴三阳经分布于人体下肢。四肢内外同一侧面经脉，按照阴阳气的充足程度而排位，阴阳气最充盈者在前，最少者在中间，稍少者在后，如四肢外侧顺序为阳明、少阳、太阳，四肢内侧为太阴、厥阴、少阴。这种前后平衡的分布方式体现了阴阳之气量的平衡。不仅如此，在四肢内外侧中，阴阳气最盛者（太阴和阳明）、阴阳气次之者（少阴和太阳）、阴阳气最少者（厥阴和少阳）依次内外相对、表里相合。

最后，这种阴阳的概念还与人体的部位和脏腑的属性相配合，以外为阳、内为阴，背为阳、腹为阴，腑为阳、脏为阴为原则，结合经络的循行分布与内脏的关系，而拟定了十二经脉的名称。例如循行于上肢内侧前缘的经脉，因为和肺脏有关，所以命名为手太阴肺经；循行于上肢外侧前缘的经脉，因和大肠有关，所以命名为手阳明大肠经，其余各经类推。

奇经里有冲任脉，调达孕育它最行

中医认为冲任二脉与女性生殖功能有直接联系。《黄帝内经》云："二七而天癸至，任脉通，太冲脉盛，月事以时下，故有子。"二七也就是 14 岁，表明女孩到了 14 岁，任脉通了，太冲脉也开始壮大，故精血旺盛，下注胞宫，表现为月经来潮。月经的到来预示着女性具有了孕育生命的能力。可以说，女性的生育之本在于调和冲、任二脉，二脉充盛了，才具有孕育生命的能力，所以自古以来，调经种子，首当调养冲、任二脉。

下面，我们就来简单了解一下冲脉和任脉的小知识吧。冲脉中"冲"为要冲、要道的意思，即指多条道路会合的地方。之所以取这个名字，可能与本经脉的循行路线有关，冲脉上至于头，下至于足，贯穿全身，为十二经气血汇聚之所，是总领十二经气血运行之要冲。又因十二正经通于五脏六腑，所以冲脉又能调节五脏六腑的气血，而有"十二经气血之海""五脏六腑气血之海"之称。

　　任脉中"任"有担任的意思。任脉是循行于腹面正中线的一条经络，中医认为腹为阴，所以任脉总任人体之阴经，凡精、血、津、液等阴精都由任脉总司，故有"阴脉之海"的说法。任，又与"妊"意义相通。其脉起源于胞中，就是子宫的位置，与女子妊娠有关，故有"任主胞胎"之说。女子以血为本，月经及妊娠孕育的产生都以气血为基础，所以冲任二脉是对女性极为重要的两大经脉。如果任脉和冲脉的功能出现障碍，二脉气血匮乏、运行不利，女子便会发生月经失调、绝经或者无法怀孕等病症。

奇经还有督带脉，纵横人体工作忙

　　中医认为，督脉从上至下，纵行于身，带脉绕着肚脐，横向走行，二者纵横相贯，互相协调，可以维持人体脏腑功能的稳定。督脉是循行于人体背部的一条经络，"督"有总管、统帅的意思，中医认为背为阳，所以督脉总督一身之阳经，六条阳经的阳气都汇聚于此，因此督脉又被称为"阳气之海"，有调节全身诸阳经气血的作用。人之生长壮老，皆由阳气做主；精血津液之生成，皆由阳气为之化，所谓"得阳者生，失阳者亡"。此外，督脉还与肾的关系十分密切，体现在主生殖功能方面，督脉与肾气相通，而肾主生殖，故督脉与生殖功能有关。如果督脉通达，肾阳就会充足。反之，人就可能出现畏寒怕冷、手脚冰凉、脊柱疾病、宫寒不孕、小腹冷胀等情况。

带脉是一条别具一格的经络。人体的其他经络都是上下纵向而行，只有带脉横向运行，它在人体中循行距离虽短却非常重要。如《奇经八脉考》记载："带脉者，起于季胁足厥阴之章门穴，同足少阳循带脉穴，围身一周，如束带然。"它起于胁季肋部的下面，在腰腹之间横向环绕一圈，好像腰带一样，"约束"纵向经脉，足之三阴经、三阳经及阴阳二蹻脉皆受带脉之约束。如果带脉空虚失和，诸经均会受到影响，日久生病。带脉下系胞宫，与女子经、带、胎、产关系密切，具有顾护胎儿和主司妇女带下的作用，故有人将带脉称为女性的"安全带"。如果带脉不通，就会出现各种妇科病症。

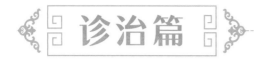

qiú bìng yīn　shǒu nèi shāng
求病因，首内伤，
dòng qì xuè　luàn yīn yáng
动气血，乱阴阳；

意释

治疗疾病要探求病因，提到病因，首先是内伤。内伤能引起脏腑气血功能紊乱，扰乱阴阳平衡，从而诱发多种疾病。

病因就是致病因素，凡是能导致疾病发生的原因都可以称为病因。可这病因若仔细推敲起来，却也五花八门、纷繁复杂。尤其是有的病因看不见、摸不着，很容易让人觉得摸不着头脑，不像吃撑了、烫伤了这么明显。你可能听人说过，"气得心脏病都犯了""气得胃痛""气得肝痛"等等，听起来似乎有点夸张，其实不然，生气是实实在在的病因，中医对此十分重视，把它归为七情内伤。

内伤之重

在武侠题材的影视剧中经常能听到"内伤"这个词，武林高手无论是被刀砍伤还是被箭射中，其行动几乎都不受影响，但若是受了"内伤"情况就严重了，受伤之人往往在喷出一口血后就难以支撑，倒地不起。但中医说的内伤跟武林高手所受的"内伤"大不相同，不能混为一谈。想要理解中医的内伤，得先认识七情。七情是喜、怒、忧、思、悲、恐、惊七种正常的情绪，每个人都有，一般情况下是不会导致

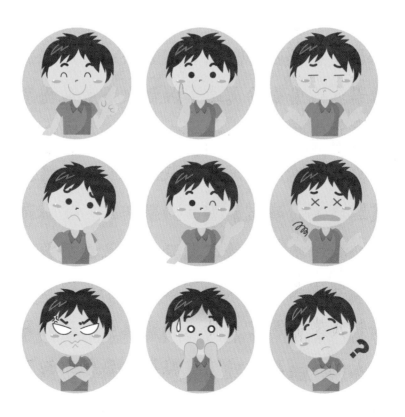

疾病的。但是，十分强烈或持久的情志刺激，超过了人体正常的生理和心理适应能力，就很可能导致疾病。这种由七情引起的脏腑气血功能紊乱而导致的疾病，就是七情内伤。七情内伤可不容小看，它直接损伤内脏，能导致或诱发很多种情志病和身心疾病。

情绪失调能导致疾病，可能让人感觉有点危言耸听，可事实上，情绪的力量远不止如此。给大家讲一个真实的案例，就发生在我们的身边。小斌快要考高中了，他很想跟从小一起长大的邻居兼同学大力上同一所高中，可是他的英文学得不太好，跟英语老师的儿子大力有不小的差距。为了赶紧追上这个哥们，小斌拿出了拼搏精神，无论在家还是在学校，只要有

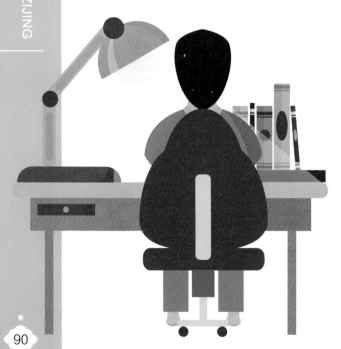

空闲时间就捧着辅导书背单词、复习。大力也一心想帮他，不但在他有问题时耐心解答，连踢球也不去了，就陪他学习。经过三个月的努力，小斌终于在最后一次模拟考试中取得了很好

的成绩，可这一切小斌自己还不知道，因为成绩还没有公布，大力是偷偷看了妈妈批的卷子才发现的。大力先是决定赶紧告诉他这个好消息，可后来起了恶作剧的心思，决定先吓吓胆小的小斌，再顺便告诉他，给他个惊喜。怎么吓他呢？大力想到小斌家楼道一楼二楼的灯都不亮了，就有了主意，翻箱倒柜找出了以前买的恶魔面具。他戴好面具，跑到小斌家楼道里藏好，再打电话叫小斌下来。小斌听话地走下楼，大力暗喜就要成功了。小斌刚到一楼，大力就戴着面具从楼梯转角的夹缝里冒出来吓他，还发出怪叫声。小斌当场就往后倒去，整个人重重地摔在楼梯上。大力看到他倒下的那一刻还以为是装的，可是后来无论他怎么喊、怎么推，小斌都没有动静，才知道他可能是被吓晕了，于是赶紧喊家长叫救护车。好在大力呼救及时，送急诊没多久小斌就醒了，除了头上磕出个大包，有点痛外，没有别的问题。大家想一想，剧烈的情绪变化让人晕倒都是顷刻之间的事儿，何况是导致疾病呢？

七情为患

七情内伤之所以严重，导致的疾病之所以很多，与它直接伤及内脏、扰乱气血正常运行、打破阴阳平衡有关。中医在长期观察中发现，每种情绪影响的脏腑不同：过度的喜或惊会伤害心，过怒会伤肝，过度思虑伤脾，过度悲忧伤肺，过于惊恐则伤肾。七种情绪到底是怎么损伤对应脏腑的呢？我们就以喜为例，说一说喜是怎么损伤心的。

都说笑一笑，十年少，喜笑颜开本来是好事儿，怎么会"伤心"呢？其实大家的理解也没错，喜的确是好事，但我们一直强调的是过度的情绪会导致疾病，当喜变成惊喜、狂喜，就不一样了，很可能后果严重。

讲个真实案例。一位住院的心脏病患者，年轻时特别想出国留学，可惜因为家庭原因没去成。后来，他的小女儿在北京的重点大学读书，一直是他的骄傲，他经常跟病友提起。有一天，他接到个电话，先是有点语无伦次，反复站起来又坐下，好像手脚都不受控制了，然后大笑不止，能看出来十分高兴。可后来却有些不对劲，连手机都拿不住了，紧接着大汗淋漓，手捂着心脏部位，一头栽到了病床上。病友吓得赶紧叫医生，医生护士好几个人足足抢救了四十分钟，他才睁开眼睛。醒过来一问才知道，原来是他女

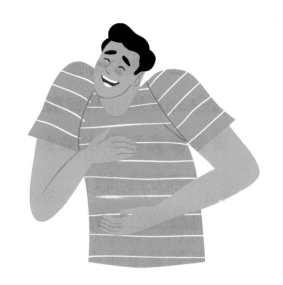

儿通过了公费出国留学的考试，实现了他一直以来的梦想，他听到这个消息实在太高兴了，才导致心脏病犯了。这是喜伤心的典型例子，过度喜悦导致心气涣散、神不守舍，所以显得语无伦次。过度喜乐还会影响心脏的阴阳平衡，心阳突然失去控制，人就会大汗淋漓，最终不省人事。

通过以上案例想必大家知道了七情内伤很严重，但其实不必过分担心，因为七情是可以控制的。当你觉得情绪非常激动的时候，不妨做几个深呼吸，让情绪缓和下来。当你一段时间以来经常情绪不好的时候，做一些会让自己情绪好转的事，有意识地进行自我调节，就能避免情志过激引发疾病。

七情是复杂的心理反应，损伤脏腑时不只是简单地按照喜伤心、恐伤肾等对应关系，比如有的时候人可能既愤怒又忧伤，或者既担忧又害怕，这就可能同时损伤不同的脏腑。而且七情首先影响的往往是心神，然后作用于相应的脏腑。遇到这种复杂的情况，一般人是没法应对的，得请专业的医生来处理。

wài liù yín　　yì nán dǎng
外六淫，疫难挡；
bú nèi wài　　chóng shòu shāng
不内外，虫兽伤。

意释

自然界的六种邪气，自外入内侵犯人体，引发外感病。疫病与六淫有一定联系，具有强烈的传染性，人体很难抵挡。还有一种既不是内伤也不是外感的病因，例如昆虫或野兽带来的损伤，中医归于不内外因。

宋代有位医学家叫陈言，他在继承前人学问的基础上把病因分为三类，又称为"三因学说"，任病因千变万化，也难逃三分之法。第一类就是内因，主要指的是七情内伤；第二类是外因，也就是六淫；第三类是不内外因，既不是内因也不属于外因的所有病因都归到这里，比如被蜘蛛咬了、被猫挠了、中箭了、被锤子砸到了等等。他的分类方法简单明了，把导致疾病的原因和发病的途径结合起来，条分缕析，很容易理解。我们下面要说的是第二类，外因——六淫，它很容易与六气混淆，从而引起误会。

六气喊冤

六气是风、寒、暑、湿、燥、火六种自然界不同气候变化的统称。六淫是风、寒、暑、湿、燥、火六种外感病邪的统称。看起来一模一样的六个字，六淫和六气要怎么区分呢？其实很简单，区别就在于程度的差异。六种正常的气候变化是六气，若六气异常变化，超过人体的适应能力，就成了病因，称为六淫。淫，指过多、过度，超越了正常。气候异常变化，就是气候变化得太快太猛，比如六月突然下雪了，前一天还十几度，第二天就接近零度，或者前一天还零下几度，第二天就零上十几度了，这都是气候异常，这种情况下六气就变成了六淫。

还有一种情况是人体的正气不足。如果别人应对正常的六气变化没什么反应，而你却生病了，那六气对你来说就是六淫。这就像学校组织大家去郊游，忽然下起了大雨，大家来不及躲避，都被淋湿了，多数同学回家后没什么事儿，可个别同学却发烧了，这

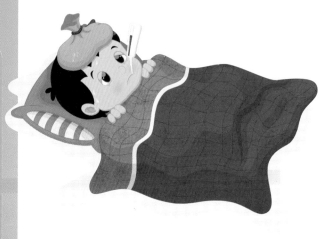

说明淋雨对正气充足的同学来说影响很小，就像是六气对人体的影响，而对正气不足的同学来说影响就很大，就像是六淫对人的影响。

六淫疫气谁更强

为了便于理解，我们可以把危害大家健康的六淫看成是六个"大魔头"，它们个性截然不同，而且在这个组合中有老大，还有类似兄弟的。中医讲"风为百病之长"，风是外感病非常重要的致病因素，论资排辈属老大。"风邪"是什么脾气呢？它本是自然界之风幻化而来，所以脾气与风一样，喜欢动来动去，不会在一个地方待着。感受风邪得的病也是如此，比如风疹，患者表现为皮肤瘙痒，疹块不固定，此起彼伏，时隐时现。

"寒邪"就不一样了，它的脾气跟名字一样冷。大家想想，寒冷的时候连小猫都会缩成一团，人也是一样的，不只四肢是蜷缩的，体内气血津液都凝

中医启蒙三字经（注释版）

ZHONGYI QIMENG SANZIJING (ZHUSHI BAN)

结阻滞，因此会造成气血运行不畅，出现肢体关节冷痛等。

"暑"常常在夏天出没，它性格热情，喜欢向上跑，侵犯人的头目，所以中暑的人容易烦闷、头晕眼花、面赤。

"湿"喜欢往下走，就像水往低处流。湿邪还喜欢夹杂在雨水中，创造潮湿的氛围，让你居住的地方慢慢变得潮湿，从而悄悄地、不易察觉地侵扰你的健康。潮湿还容易让人联想到黏滞，没错，这也是"湿"的脾气。当出现大便溏泄、排便黏腻不爽、小便混浊、口里发黏等症状的时候，很有可能是"湿邪"作祟。

"燥"跟"湿"的性格恰恰相反，燥的整个状态是收敛的，燥邪致病会出现口干、鼻干、咽干、皮肤干、小便少、大便干等症状。

"火"的影响就是炎热，跟"暑"的脾气秉性有点像。但"暑"多在夏天存在，"火"却不受季节限制。"火"的性子是向上的，就像燃气灶的火苗往上走一样，火邪侵袭人体时，多发生在人体上部，出现目赤肿痛、咽喉肿痛、口舌生疮、牙龈肿痛等症状。

六淫脾气各不相同，平时多各自为政，但有时也结伴前来，大家可能都听过风湿，多是风、寒、湿结伴捣乱，或者暑湿感冒，就是暑和湿一起为患。不管单独来还是结伴来，感受外界邪气导致的疾病统称外感病。六淫导致的疾病种类很多，不容小觑，但外感病的病因中脾气最大的却不是六淫，而是疠气。

疠气是具有强烈传染性的外感病邪，自然环境剧烈变化时，疠气就容易发生流行，袭击人体发为疫疠病。疠气的脾气比六淫可是暴烈许多，而且可以通过很多方式传播，比如空气传播，或随饮食、蚊虫叮咬、皮肤接触等途径传播。疫疠病的病变进展多是疾风骤雨式的，病情较重，早上可能还好好的，中午就卧床不起了。由于具有强烈的传染性和流行性，传播的方式又多，凡是疫疠流行的地域，不论男女老少、体质强弱，但凡接触都有可能发病。因此，外感病的病因里最厉害的就是它了。

不内外因范围大

根据陈言的理论，除了内伤七情和外感六淫、疠气外，病因就剩下不内外因了。可以把既不是内因也不是外因的病因都归为不内外因，因此这类病因很广泛。典型的是虫兽伤，被蜜蜂、蝎子、蜈蚣等伤了，或被猛兽、毒蛇、疯狗等伤了，都是不内外因。虫兽伤不只是受伤的部位疼痛，有时还有头晕、恶心、呕吐等全身中毒的症状，甚至出现昏迷。特别是毒蛇咬伤，短时间内患者病情可能急剧变化，因此，一旦被咬伤要迅速救治。除了虫兽伤，不内外因还包括烧伤、冻伤、跌打损伤、刀箭伤、挤压伤、雷电灼伤等。不内外因范围如此广，听起来像是大杂烩，但其实知道何为内因、何为外因，不内外因自然就明白了，并不复杂。

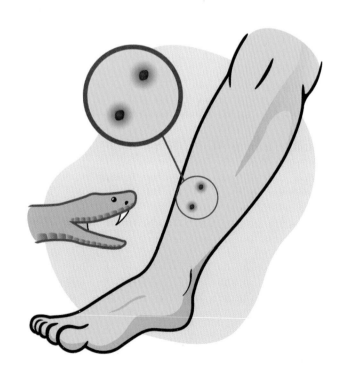

sì zhěn fǎ　xì sī liáng
四 诊 法， 细 思 量，
wàng wéi shén　zī liào xiáng
望 为 神， 资 料 详；

意释

对于望闻问切四种诊断方法，医生看病时要仔细思量。一望患者的表现，便知病因病情，可以称为神医。诊断疾病还要详细搜集患者的病情资料。

大家可能在电视剧里看到过这样的桥段，患者找老中医看病，大夫还没开口，患者把手往大夫面前的脉枕上一放，大夫一手捋着胡子，一手把三根手指往患者手上一搭，过不了一会儿就说这是某某病，还

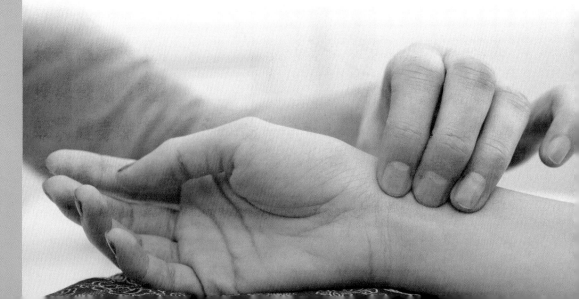

顺带把哪里不舒服都替患者说了。这种情形见多了，自然明白这是老中医靠号脉诊断病情。但大家不知道的是，中医诊断的法宝可不止脉诊，下面让我们仔细说说这些法宝都有什么。

四诊合参断病情

中医诊断有"诊"有"断"，诊是诊查以了解情况，断是分析后做出判断。这有点像警察办案，没有依据不能定罪。医生跟患者说你得的是什么病，也要有依据才行。"诊"就是搜集"罪证"的过程，"断"就是根据"罪证"考虑判什么罪。警察办案有很多手段，中医诊断也一样有很多方法，比如望、闻、问、切，通过这四种诊断方法搜集信息，然后四诊合参，也就是把望、闻、问、切四种诊断方法相互配合起来，才能准确而全面地掌握病情，从而分辨患者的健康状态和疾病本质，对所患疾病做出最终判断。

很多人不明就里，以为中医诊病不就是号脉嘛！其实远没那么简单，四诊之间相互是不能替代的。有的患者受到电视剧的影响，进了诊室一句话不说，把手往大夫的脉诊垫上一放，一副你别问我，问我也肯定不会说的样子，明显是我今天就是要看看你水平怎么样、号脉技术行不行的表情。大夫见多识广，诊了会儿脉说："你睡眠不好吧，胃口也不大好，大家见你都保持距离吧！"这卜打开了患者的话匣子，患者赶紧说："大夫你太神了，号脉太厉害了。"可大夫却说："其实我根本不是完全靠脉诊，说你睡眠不好是因为你有俩大大的黑眼圈，睡不好自然吃不好，所以胃口肯定不太好，而且你刚才叹了口气，味道比较大，别人不好意思提醒你自然跟你保持距离。"患者听后哑口无言。医生在这里除了脉诊还用到了望诊和闻诊，打破患者的固有思维，最终也完成了问诊，这才是完整的中医诊断过程。要知道，四诊是千百年来无数医家通过大量临床经验总结出的一套诊断方法，它在中医学理论和最终的治疗之间搭起了桥梁，缺了哪种诊法就像少一个桥墩，这桥能结实吗？所以，四诊合参要牢记。

望而知之谓之神

望诊在四诊中排在最前面，你或许听过"望而知之谓之神"的说法。这是因为，受过专业训练的中医大夫，可以通过望诊掌握很多疾病信息。望诊在疾病诊断中的重要地位在儿科尤其明显。有的小孩儿还不会说话，不论哪里不舒服都只会哭。家长顶多能说出孩子是从什么时候开始哭的、吃了什么等情况，根本不知道孩子是哪里难受，这时候望诊的作用可就大了。

有位中医儿科老专家讲过一个案例。一天，他像往常一样在诊室里接待患者，一位面容憔悴的母亲抱着孩子走进诊室。孩子身上裹得密不透风，只有鼻子那里露出一点小缝隙，能听见宝宝微弱的哭声。家长进来就说："孩子才九个月大，已经病了快一个月了，四处求医都没有效果。"孩子妈妈忍不住一边说一边哭了起来，到后来哭得泣不成声。老专家看到这情景，只能先劝慰她，让她平复心情。可孩子妈妈控制不住，还是哀伤哭泣。大夫只能说："我先给孩子看看吧。"于是在妈妈的配合下，打开了层层包裹，看到宝宝身上起的疹子，大夫立刻问家里是不是养狗了。孩子妈妈觉得很奇怪，孩子的被子衣服都很干净，没有狗毛也没有味道，怎么大夫一看就问家里是否养狗了呢？可医生既然问起来，她便如实回答，家里确实养狗了。大夫又诊察了一番，便给宝宝开了药，还嘱咐家长不要给孩子捂那么厚，也不要回家住，找个没有养过狗的地方住，孩子身上的疹子跟狗携带的寄生虫有关。过了几天，家长送来了锦旗，说没想到吃完药不到半小时，小孩儿就睡安稳了，吃药没过三天就基本好了。其实大夫主要是靠望诊做出的诊断，因为孩子无法表达，母亲又情绪太过激动，只能先看看。一看就发现，以前曾经见过这样的患者，对这样的症状有印象，再见到类似的病例自然得心应手。

望诊说起来容易，不过是用眼睛看，可那么多医生都没看出来，说明望诊也不是那么好掌握的。实际上，望诊真正操作起来包含很多内容，可不是简单地看一下而已。单从望诊的部位

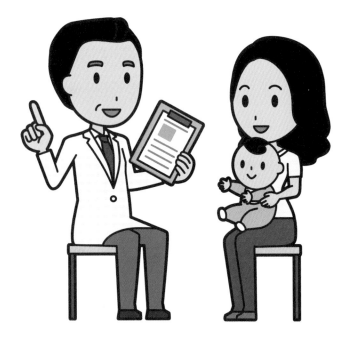

来说，就包括全身望诊和局部望诊。

全身望诊首先要看这个人有神无神。有神的人一看就精神抖擞，无神的人则萎靡不振。还要看面色

如何，患者是胖还是瘦，身体强壮还是衰弱，能不能随意运动及动作是否协调。或许你会觉得看一个人胖瘦、有没有精神还较简单，而什么人会不能随意运动而且动作不协调呢？其实很多病都有可能出现这种情况。比如癫痫发作的时候，患者肢体就不受控制。还有，严重肚子痛的时候下意识捂着肚子，感觉直不起腰来，也是不能随意运动的表现。观察这些情况都有助于诊断。望局部包括望头面、五官、四肢、皮肤等，前面讲的儿科专家给小患者看病就是望的皮肤。

前面提到的望诊内容还比较好接受，接下来要说的就不那么"美丽"了。那就是望排出物，比如鼻涕、唾液、痰、大便、小便等。有的人可能觉得，小便而已，有什么好看的呢？其实小便也能反映健康状况，大家不妨自己试试。如果小便少，而且颜色黄，很可能是热证；如果小便清，量多，可能就是受凉了，没有其他不适的情况下，自己注意调节就行了。如果小便带血，很可能不是小问题，应该赶紧看医生。

wén shēng qì　　wèn zhèng zhuàng
闻 声 气，问 症 状，
àn zhōu shēn　　qiè mài xiàng
按 周 身，切 脉 象。

意释

　　闻诊时，医生通过听声音和嗅气味来搜集病情资料。问诊时，医生通过对患者或陪诊者进行专业的询问来了解病情。按诊时，医生用手直接触摸或按压患者身上的某些部位来判断病情。切脉时，医生用手指切按患者的脉搏了解病情。

　　现实生活中不知你是否曾注意到，有视觉障碍的人往往听力比较好。这并非超能力，只是用进废退的自然法则在发挥作用，感官使用得多了，自然敏锐。医生诊查疾病与此也有相似之处，经过专业训练的感官，通过听声音、闻气味、诊脉搏，自然能捕捉到容易被普通人忽略的信息。

听声辨味能诊病

中医四诊中的闻诊，也是很重要的诊断方法，是通过听声音和嗅气味来诊查疾病的方法。人体的各种声音和气味，都是在生理活动或病理变化的过程中产生的。因此，这些信息都是诊断疾病的重要依据。不仔细想可能不知道，人体其实能发出好多种声音，比如呼吸、语言、咳嗽、心跳、呕吐、打嗝、叹息、喷嚏、呵欠，还有肠鸣，也就是平常说的肚子咕噜咕噜叫。这每一种声响都有正常和异常的区别，而且有的异常还分很多种，在医生的耳朵里，都有特殊的含义。

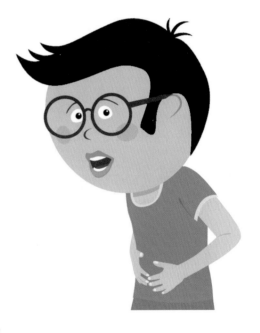

就拿最简单的语言来说，按照一般的理解，不就是说话么，这有什么可"闻"的呢？可医生却能从患者的语言中听出很多内容。比如患者语言表达和应答是否正常、吐字是否清晰等。一旦语言异常，很可能表示患者有心神方面的病变。有的患者可能坐在那里自言自语、喃喃不休，说的内容不太连贯，互相没什么关系，见到有人来又不说话了，这可能是癫病。有的患者可能精神错乱，语无伦次，还狂叫骂人，甚至分不清自己的亲人，这很可能是狂病。癫病和狂病都有语言方面的异常，听起来很接近，但癫病偏安静，狂病偏躁动，医生通过闻声音，就能有效区别这两种疾病。

闻气味也有助于判断患者得了什么病。比如最常见的口气，味道不同，表示所患疾病不同。正常人口中是没有异味的，如果口中散发臭气，多与口腔不洁、龋齿、便秘或消化不良有关。如果口气酸臭还伴有食欲不振，则多半是食积。所以口气很可能在提示我们患有疾病，而不是吃口香糖所能解决的。

问诊医患要配合

医生看病没有不问问题的，这是因为临床诊断离不开问诊。病是怎么得的，得了多长时间，是否经过治疗，患者自己觉得哪里不舒服，以前得过什么病等等，这些与疾病密切相关的资料都需要抽丝剥茧，通过问诊逐步获得。所以患者在问诊环节能不能与医生配合良好，直接关系到诊断治疗。

有位姓于的同学，平时学习成绩很好。可是一跟陌生人说话就紧张。有一天，小于头痛，发烧了，还肚子痛得厉害，半夜跑了好几次厕所。早上起来，妈妈叫他起床去上学，可是却看到他整个人都没精神，一摸头还发烧，赶紧带他去看急诊。见了大夫，妈妈想锻炼一下小于跟陌生人交流的能力，就让他自己跟大夫说。小于有点无奈，面对大夫，还没说话脸就红了。大夫看出这是个腼腆的小伙子，就安慰他，让他不必紧张。随后开始了问诊，先是问他哪里不舒服，小于就用手指头。大夫问是头痛么，小于点头。大夫问从什么时候开始的，小于就指着大夫桌上的日历，往前翻了一天，意思是从昨天开始的。无论大夫问什么，小于总是能找到合适的肢体语言来表达，就是不说话，把大夫也逗乐了。没办法，大夫只能让他先去做检查，结合检查结果，还有小于"描述"的症状，大夫给出的诊断是感冒。大夫刚要开药，小于却以迅雷不及掩耳的速度冲了出去。大夫和小于的妈妈同时愣住了，妈妈连忙追了出去，过了很久才和小于一起回来，原来是小于闹肚子了，故而飞奔着跑向洗手间。回来以后妈妈跟大夫说，刚问了小于，说是半夜就去了好几次厕所，可那会儿家里人都在睡觉，并不知情，早上看他发烧就带来医院了，也没听他说闹肚子的事儿。这要不是凑巧，小于闹肚子这件事儿可能就彻底被忽略了。大夫说："这要是不说清楚，可真会导致诊断错误，明明是胃肠型感冒，按照普通感冒来治可不行。"所以面刘医生的询问，要尽可能配合，准确、完整地叙述病情，否则可能会导致误诊，影响治疗。

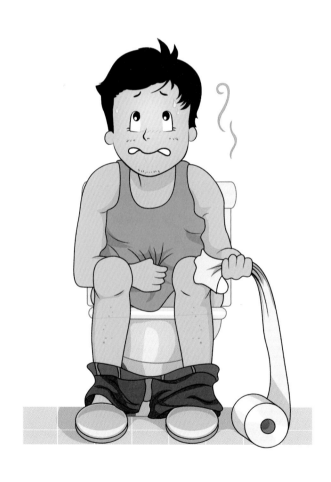

何为切诊

提到切诊，大家可能都以为专指切脉，其实切诊包含按诊和切脉两部分。虽然按诊不像切诊那么有名，但按诊也有悠久的历史。汉代张仲景的著作《伤寒杂病论》中对于按诊已经有较多记载，尤其是胸腹部按诊，已成为诊断的重要依据。随着按诊的不断发展，医家对按诊的认识不再局限于胸腹部，肌肤、手足、腧穴都是按诊的重要部位。肌肤的润燥、手足的冷热程度、按腧穴的疼痛与否，都是医生关注的内容，按诊是切诊的重要组成部分。

相对于按诊，脉诊的名气可就大多了。仅凭三根手指感觉脉搏的跳动，就能了解人体生理、病理状况，实在让人不得不好奇。其实，脉诊的原理解释起来也简单，人体的血脉贯通全身，在内能连接所有脏腑，向外能透达肌肤，所以脉象能反映全身的脏腑功能及气血、阴阳的综合信息。之所以选择寸口这个位置，是因为从经络上讲，脉气会聚于寸口，所以寸口的脉气最明显，容易感知，而且这个位置比较方便诊查。诊脉时医者要保持呼吸均匀，静心宁神，用左手或右手的示指、中指、无名指三个手指的指目，相应地放在寸、关、尺部位上，感受脉搏的频率、节律，体会脉搏的长度、宽度，诊查脉管的充盈度、紧张度等，从而判断脉象的正常与否。原理和方法说起来不困难，但在实际诊疗中，想要感知脉象，体会细微的差别，则需要长期大量的临床实践。

xué biàn zhèng　　míng bā gāng

学辨证，明八纲，

biǎo lǐ dìng　　hán rè jiǎng

表里定，寒热讲；

意释

　　医生要学习辨证论治，明晰阴阳、表里、寒热、虚实八个辨证的纲领，确定患者病情在表或在里，讲清楚病情的寒热情况。

　　辨证论治在中医学的天幕中璀璨炽烈，是中医学的一大特色，也是精华所在。辨证，是在认识疾病的过程中确立证候的过程，也就是把望、闻、问、切所收集到的有关疾病的全部情况，运用中医学理论进行分析、综合，辨清疾病的各方面情况，然后概括为某种性质的证候。论治，是在辨证得出证候诊断的基础上，确立相应的治疗原则和方法，选择适当的治疗手段和措施来处理疾病的过程。通过辨证论治，可以根据每个人的具体情况个性化地开具处方用药，从而大大提高中医治疗疾病的针对性和有效性。

诊治篇

小小感冒也辨证

爸爸妈妈都感冒发烧，怕传染给孩子，于是去看医生。爸爸看起来身体很壮实，说是前一天着凉了，晚上开始发烧，体温最高时达到 39℃，发烧的时候也不觉得热，反而感觉全身怕冷，伴有全身肌肉酸痛，关节也痛。大夫诊查后，给爸爸开了麻黄汤，然后又给妈妈看起了病。妈妈看起来明显身体偏瘦弱，虽然也发烧，但是不超过 38℃。发烧的时候感觉怕风，一有点儿小风就难受，全身伴有微微的汗出，身上总觉得是湿润的，但又看不到汗。大夫看到这种情况，就给她开了桂枝汤。俩人一对，看药不一

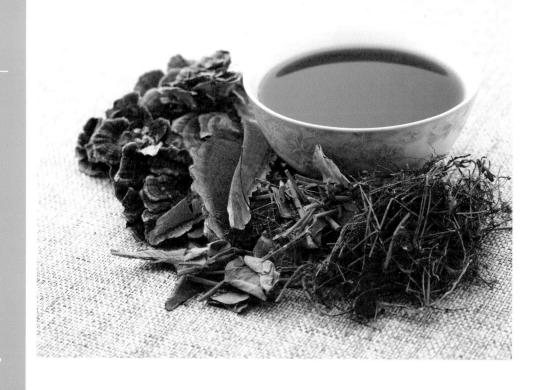

样，就问大夫，明明都是感冒发烧，也没什么别的病，怎么药还不一样呢？大夫说，中医看病讲究辨证论治，你们虽然都是感冒发烧，病是一样的，但辨证之后认为证是不同的。爸爸发烧体温高，怕冷，所以是伤寒表实证。妈妈平时瘦弱，发烧温度也不高，怕风，所以是外感表虚证。爸爸妈妈俩人虽然没听懂伤寒表实或外感表虚，但却记住了，原来中医看病，最重要的是辨证论治，虽然是同样的病，但证不同，药就不同。

八纲辨证条理分明

八纲是指表、里、寒、热、虚、实、阴、阳八个纲领。根据四诊收集的病情资料，从八纲所提到的这八个角度进行分析综合，从而判断现阶段病情。从病变的部位来说，大体不是比较表浅，就是在内里；从疾病性质来说，一般可以从寒、热的角度来区分；从人体正气和导致疾病的邪气之间的斗争来说，若正气比较充实，大多是实证，若邪气在斗争中占上风，人体比较虚，就是虚证；再进一步划分，大多数疾病都可以归属于阴或阳。

八纲就像拍照片时的不同角度，从上往下拍和从下往上拍，拍出来的照片一定是不同的。看问题的角度多了，就能把错综复杂的各种表象都看清楚。八纲辨证是经过漫长的岁月，很多代医家筛选出来的良好视角，透过这些视角，就能在辨证时把疾病看清楚、看透彻。然而，实际应用中会发现，虽然寒和热、虚和实看起来是对立的，但并不意味着人得病的时候也是非寒即热、非此即彼，分属八个对立、僵化、彼此界限分明的角度。例如站到寒热这一角度，就不能再从虚实这一视角看问题。其实八纲之间会相互组合成各种复杂的类型。前面提到的患上感冒的爸爸就是表实证，妈妈是表虚证。感冒这种常见的病还会有不同的情况，其他复杂的病类型就更多了，但只要从精心筛选的视角出发，总能找到捕捉信息的最佳角度。

如何区分表里

八纲首先提到的是表里，那人体的表里是如何划分的呢？表里主要指的是患病部位的深浅，一般而言，皮毛属表，血脉骨髓属里。当外邪侵犯人体肌肤的时候，患病部位比较浅，就是表证。患病部位在脏腑时，比较深，就属里证。表和里是相对的，比如皮

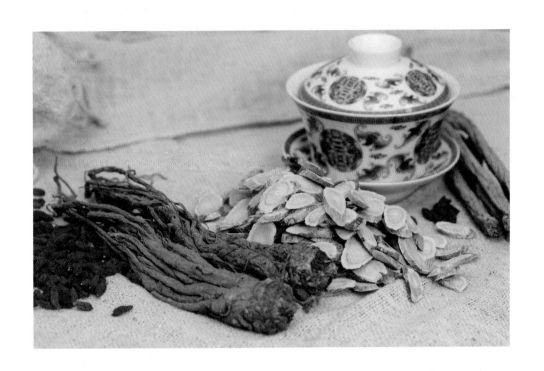

肤和筋骨比较的话，皮肤就是表，筋骨就是里，但筋骨和脏腑比较的话，筋骨是表，脏腑是里。不能僵化地把人体简单地区分为这里是表、那里是里，要了解表里有相对性。表证大多发病比较急，病变部位浅，患病时间短，但皮肤等浅表部位的病可不都是表证。想要准确地区分表里，还需要看症状、舌象、脉象的变化等。此外，还有半表半里的证候，所以表里也很复杂。

寒热分明

如果有人问寒热如何区分，恐怕很多人会为之一笑，寒热区别如此明显，有什么难以区分的呢？觉

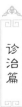

得冷就是寒，觉得热就是热嘛，多明显的区别！但寒证和热证具体包括哪些内容，在人体会有什么表现，恐怕没学过中医的人就很难讲出个子丑寅卯。其实中医所讲的寒热，与普通人理解的寒热大体相当，只不过从中医的角度加以概括总结而已。

冬天如果被子盖得薄了，睡觉时四肢都是蜷缩的姿态，喜欢靠近温暖的地方，这时候脉象是紧的，整个人体都是收缩的状态，这就是寒证的典型表现。此外，寒证还会表现为小便清长、大便稀溏。热

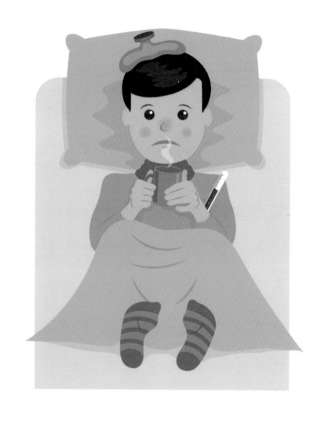

证则相反，热证患者可能觉得身上发热、口渴、喜欢吃冷的东西、面色红赤，人也比较烦躁，伴有小便短黄、大便干结。单纯的、典型的寒证和热证是泾渭分明的，下次看到这些表现你能分清了吗？

fēn xū shí   lùn yīn yáng
分 虚 实, 论 阴 阳,
zhī gāng lǐng   zhì fǎn zhǎng
知 纲 领, 治 反 掌。

意释

　　医生要分清楚患者是虚证还是实证，评定病情的阴阳情况，了解诊断疾病的纲领，治疗起来就易如反掌了。

　　兵法讲究知己知彼，百战不殆，意思是说对自己和敌人的状况都能深入透彻地了解，那打多少次仗都不会失败。治病也是如此，只有深入透彻地了解病情，才能有的放矢、一招克敌。军人侦察敌情自有一套方法，医生看病也是一样，虚实、阴阳就是医生归纳出的认识病情的方法，掌握了这套方法，治病就简单了。

　　正邪相争是指在疾病变化的过程中，人体正气与致病邪气始终在斗争，正气在斗争中有时处于强势地位，有时是弱势的一方，但强势与弱势不是一成不变的，正气有可能在斗争中由强变弱或由弱变强。就像我方遭遇猛烈突袭，敌人准备充分，来势汹汹，我方看起来处于不利地位，但若我方能集结兵力，组织反击，又能把敌人打得节节败退。正气与邪气的斗争也是如此，双方势力有变化过程，而虚实辨证就是对这个过程的归纳，是概括和辨别邪与正何者盛何者衰的纲领。其中，实通常指邪气盛实，虚主要指正气不足。分析疾病过程中邪正的虚实关系，是基本的辨证。通过虚实辨证，可以让我们看清什么样的情况下判断为实证，什么样的表现是虚证，从而采取相应的治疗方法。

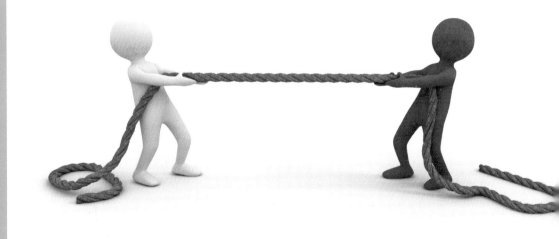

实证的范围很广，表现也十分复杂，但主要指邪气盛，而正气不虚。当外界的风、寒、暑、湿、燥、火等邪气侵犯人体时，由于正气不虚，所以奋起反抗，疾病的趋势显得很亢奋、急迫，可能会出现疼痛剧烈、呕吐、咳嗽、大便不畅，脉象也实。这就像敌方来袭，我方的防御系统发挥作用，正气拦截之力与邪气来袭之势相遇，双方交战自然表现得比较剧烈，所以症状表现也就比较剧烈、急迫。

虚证一词可能大家都听说过，家里的爷爷奶奶或姥姥姥爷去看中医，大夫诊断说是气虚、血虚、脾虚、肾虚等。虚证是人体阴阳、气血、津液、精髓等亏虚，而邪气也并不显著，邪正斗争的表现比较松弛，呈现出不足、衰退的特征。气虚、血虚等各种虚证的表现很不一致，脾虚和肾虚等脏腑虚证的表现也各不相同，所以很难用几个症状全面概括。但总的来说，久病或起病比较缓慢的多是虚证，耗损过多或平时体质较弱的也多是虚证。比如有的人长期早起大便稀溏、不成形，平时稍微不注意就容易闹肚子，体形相对瘦弱，这就是典型的虚证。了解了虚实辨证的方法，就可以在临床中鉴别虚证和实证，从而认识疾病本质。

八纲辨证谁为总纲？

八纲辨证中的表里、寒热、虚实六纲，都是从不同侧面来概括病情，说明疾病的某一方面特征，不能反映疾病的全貌。而阴阳则是对病情进行总的归纳，使看起来复杂的证候有了总的纲领。因此，阴阳统率其他六纲，是八纲中的总纲，其中里证、寒证、虚证为阴，表证、热证、实证为阳。凡是有抑制、沉静、衰退、晦暗等表现的里证、寒证、虚证，以及症状出现偏内、向下、不易察觉、病情缓慢等特性的，均属阴证范畴。比较典型的表现有面色苍白或晦暗、精神不振、身体疲倦乏力、畏寒、说话声音低怯、胃口差、小便清长或短少、大便溏泄等。如果用一幅画描述阴证带给人的感觉，那应该是月光下的场景，想象一下暗淡的月光下，安静的山间，溪水在缓缓地往下游流去。

阳证则相反，凡是出现兴奋、躁动、明亮等表现的表证、热证、实证，以及症状出现向外、向上、容易发现、病情变化较快等特性的，均属阳证范畴。比较典型的表现有面色红赤、烦躁不安、语声高亢、呼吸气粗、小便短赤、大便秘结奇臭、舌红等。

中医启蒙三字经（注释版）

ZHONGYI QIMENG SANZIJING (ZHUSHI BAN)

熟练运用，易如反掌

熟练运用八纲辨证，准确把握八纲证候之间的相互关系，将八纲联系起来对病情进行综合性的分析判断，才能准确、全面、深入地认识疾病的本质，这时再治病简直易如反掌。说起来容易，但做起来难，因为有时疾病会故意伪装起来。以最简单的寒热来说，就有真热假寒或真寒假热之分。这里所谓的真，是指与疾病本质相符合的表现，假是指一些不符合常规认识的症状表现。例如，当体内有真热时，表面上看起来却可能出现寒的表现，即所谓的热极似寒，表现为四肢都非常凉，神志也昏昏沉沉，面色紫暗，看起来是寒证，可一摸胸腹部却非常热，口鼻呼出的气也是灼热的，这时候就很可能是真热假寒。这是由于体内的邪热太旺盛了，热气都郁闭在体内无法布达于外，表现出四肢凉的假寒现象。因此，面对疾病，需要认真辨别，才能去伪存真，抓住本质，最终做出正确的判断。

yào bǎi wèi　shén nóng cháng

药 百 味，神 农 尝，

tōng xìng wèi　míng shēn jiàng

通 性 味，明 升 降。

意 释

中药起源于古代人民的生产、生活和医疗实践，医家通过长期的实践经验积累，逐渐了解药物的四气、五味、归经、升降浮沉，以指导临床的遣方用药。

关于中药的起源有很多传说，其中神农尝百草的故事流传最广。实际上，神农只是古代先民寻求食物和从事农耕实践活动经验总结的代表。先人们经过无数次的尝试和积累，开始逐渐认识到植物的性能和作用，并掌握了某些缓解和治疗病痛的方法。

神农尝百草始有医药

神农姓姜，是传说中的三皇之一，又称炎帝。远古时期，老百姓采食野生瓜果、捕猎动物以充饥，经常受到疾病和毒物的伤害。神农看在眼里，想要帮助老百姓解决这些疾苦，于是遍尝百草、以身试药。

相传，神农样貌奇特，他的身体玲珑透明，因此，五脏六腑能从外看得清清楚楚。在尝百草的时候，如果草药有毒，他的内脏就会呈现黑色，如果草药对某个部位有影响，也会显现出来。神农做了两个口袋带在身边，把好吃的放在左边袋子里，作为食物；不好吃但有特殊功效的，放在右边袋子里，作为药物。

一次，他尝了一片鲜嫩的小绿叶，这片叶子进到他肚子里后开始来回地清洗肠胃，把肚子里各部分都擦洗得清清爽爽，使他整个人都感觉十分舒畅。神农觉得这片小叶子在肚子里上上下下，就像在巡查一样，叫它为"查"，觉得可以当作吃的，就放在了左边袋子里，后来就成了我们现在喝的"茶"。

就这样，神农把百草尝了一遍，若中了毒，就吞下一把"查"。他把吃下的每一种草的外形、生长过程及吃进肚子里的感觉都告诉他人，人们便逐步认识了可以食用的植物，学会避开有毒的植物，并用药草治病，于是便有了早期的医疗实践活动。

尽管"神农尝百草"是一段神话传说，并非史实，但神农氏在中医药学方面的贡献不可否认。后人托其名著成《神农本草经》，是现存最早的中药学著作。

望梅为啥能止渴？

《三国演义》里有这样一则典故，曹操率领部队南下，讨伐张角。行军途中，天气炎热，沿途又没有水喝，士兵们口干舌燥、难以忍受，行军速度越来越慢，士气大减。曹操担心贻误战机，就想到一个好主意，说：大家忍着点，前面就有一大片梅林。众将士一听说前面有梅林，顿时想到了酸酸的梅子，嘴里瞬间冒出很多口水，立刻精神大振，步伐也加快了不少。

大家有没有想过为啥望梅就能止渴呢？

乌梅是一种常用中药，是蔷薇科植物梅的近成熟果实，夏季采摘后，需要低温烘干后闷至皱皮、果皮颜色变黑，以便于保存。乌梅又称酸乌梅，是因为梅子的味道酸不可言，不管是新鲜的梅子，还是处理后的梅子，只是想一想，就觉得唾液开始分泌了，更何况吃一口，简直要酸得口水直流啦。夏天我们最喜欢喝的饮料之一酸梅汤，就是用乌梅为主要原料，搭

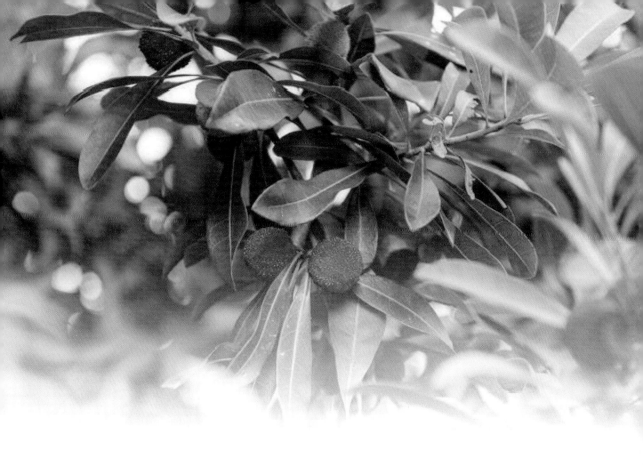

配山楂、陈皮、桂花、甘草、冰糖等制作而成的。炎炎夏日里，这样一杯酸酸甜甜的消暑饮料，能帮助消化、生津止渴、收敛肺气、除烦安神。

由此可见，酸味具有收缩和收敛的作用。中医认为乌梅味酸性平，可入肝、脾、肺、大肠经，有收敛生津作用，常利用梅子能收能涩的作用，治疗体虚多汗、肺虚久咳和慢性腹泻，也用它来治疗遗精、遗尿和白带较多的患者。上面提到了乌梅味酸，其实每一味中药都有属于自己的味。一般认为，药物共有五味，即酸、苦、甘、辛、咸。酸味有收缩、收敛作

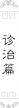

用，苦味能泻火、燥湿，甘味能补益、缓急、和中，辛味能行气、发散，咸味能软坚散结、泻下通便。这里所说的味，不仅仅是直接把药放到嘴里尝出来的味道，而是根据长期观察药物对了人体产生的作用所决定的。

花有四君，药有四性

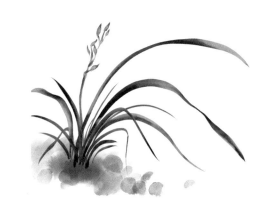

梅、兰、竹、菊被人称为花中四君子，寓意圣人高尚的品德，梅花傲然不屈，兰花谦谦君子，竹子刚直高洁，菊花傲霜斗雪。

药物有寒、热、温、凉四种不同的性质，即四气，又称四性，反映了药物对人体阴阳盛衰、寒热变化的作用倾向。一般来说，寒凉药物分别具有清热泻火、凉血解毒、清化痰热、泻热通便、清热利尿等作用。

最具代表性的苦寒药就是"三黄"了，即黄连、黄芩、黄柏。老百姓常说"哑巴吃黄连，有苦不能言"，说的就是黄连奇苦无比。但其具有祛火泻热的独特功效。"三黄"各有偏重，黄连偏重清解心火、胃火，凡是由于胃火大引起的牙痛、心火大引起的口

中医启蒙三字经（注释版）

ZHONGYI QIMENG SANZIJING (ZHUSHI BAN)

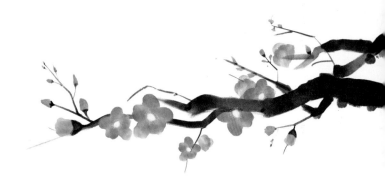

舌生疮等都可以用黄连来治疗；黄芩偏于清泻肺火，咽喉肿痛、肺热咳嗽者首选黄芩；黄柏作用于下焦，偏重滋阴降火。

苦瓜是我们夏天经常吃的一种菜，它也具有苦味泻火的特性，在炎热的夏天，吃点炒苦瓜可以清热泻火、利尿解毒。

与寒凉药物不同，温热药物分别具有温里散寒、温肺化痰、助阳化气、温经通络、补火助阳、引火归原、回阳救逆等作用。

一味药的药性是由气和味共同组成的，必须把四气和五味结合起来，才能准确地辨别药物的作用，更好地掌握药性，应用于临床。

不同的药物进入人体后，所走的道路是不同的，有的药往上升，有的药往下降，有的药通往五脏，有的药通达四肢，概括起来就是药物的升降沉浮，是指药物对人体的治疗作用有不同的趋向性。升，即上升提举，趋向于上；降，即下达降逆，趋向于下；浮，即向外发散，趋向于外；沉，即向内收敛，趋向于内。

　　药物升降浮沉的不同作用，与药物的气味和质地轻重有一定关系。味辛甘、气温热的药物，如麻黄、防风等，多升浮；味酸苦咸、气寒凉的药物，如黄连、芒硝等，多沉降。凡花叶等质轻的药物，如辛夷、荷叶等，多升浮；子实等质重的药物，如紫苏子、代赭石等，多沉降。但也有例外的特殊药物，如旋覆花虽然是花，但功能降气消痰、止呕，药性沉降不升浮；苍耳子虽然是果实，但功能通窍发汗、散风除湿，药性升浮不沉降。因此有"诸花皆升，旋覆独降。诸子皆降，苍耳独升"的说法。

用 兵 法，组 成 方，
yòng bīng fǎ   zǔ chéng fāng

辨 治 清，配 伍 当；
biàn zhì qīng pèi wǔ dāng

意 释

中医临床需要按照病情的需要、治法和药物性能，有选择地将两种或者以上的药物合在一起应用，从而增强治疗效果。

我们常听长辈说要去找中医大夫开个方子调理一下。因为中药讲究配伍，是非常有规矩的，要讲究药性的整体效应，不能乱来，所以要综合利用各种药物的性能治疗疾病。比如说咳嗽了，若把能治疗咳嗽的中药都用上，这样不仅治不好咳嗽，反而会延误病情。

中医大夫开药为啥叫开方子？

方子，也叫"处方"或"药方"，是指医生诊断病情后，开具的治病的药方。那为什么要叫"方子"呢？我们先讲讲古代的"方士"。方士指古代从事求仙、炼丹等活动的人，早期巫医不分，没有专职的医生，多数是类似于巫医的方士，他们讲究阴阳五行，会炼丹制药，给患者看病后开出的药，俗称为药方、方子或处方。随着时代的发展，方士慢慢消失了，但"开方子"的说法流传至今。

中医常说的"开方子"并不是指开药，其实这里面暗含着中医的医理。每一个方子都是医生在辨证立法的基础上，选择合适的药物，组合成方。这个处方的过程就是"开方"。"开方"是一个由简到繁、发挥药物最大功效的过程，是浓缩了医生对疾病的认识、诊断和治疗的整个过程。

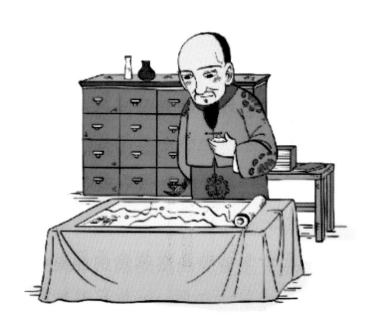

用药如用兵

兵在精不在多，用之得当则旗开得胜；用之不当，则损兵折将。古人打仗讲究排兵布阵，对于中医大夫来说，中药就是自己的麾下战将，如何能把这些士兵组合在一起，摆列出杀敌除疾的阵形，是他们最需要考虑的问题，也就是中药配伍的问题。我们看大夫开方子的时候，一味药一味药地往里面加，实际上都是在配伍原则指导下进行的。

《神农本草经》将各种药物的配伍关系归纳为"有单行者，有相须者，有相使者，有相畏者，有相恶者，有相反者，有相杀者，凡此七情，合和视之"。

单行是单用一味药来治疗某种病情单一的疾病。如古方独参汤，就是单用一味人参，救治大失血所引起元气虚脱的危重状态。

相须是两种功效类似的药物配合应用，能够增强原有药物的功效。比如麻黄和桂枝配伍，可增强发汗解表、祛风散寒的作用。

相使是以一种药物为主，另一种药物为辅，二药相合，辅药可以提高主药的功效。比如枸杞子配菊花治目暗昏花，枸杞子是补肾益精、养肝明目的主药，菊花清肝泻火，又能益阴明目，能增强枸杞子补虚明目的作用。

相畏是一种药物的不良反应能被另一种药物所抑制。比如半夏畏生姜，就是指生姜可以抑制半夏的不良反应，生半夏能让人咽痛音哑，用生姜炮制成姜半夏，其不良反应就会大为减轻。

相杀是一种药物能够消除另一种药物的不良反应。比如绿豆杀巴豆毒。

相恶是一种药物能够破坏另一种药物的功效。比如人参恶莱菔子。

相反是两种药物同用能产生剧烈的不良反应。比如甘草反甘遂。

这七种配伍方法就像是阵法秘籍，熟练运用这些兵法，重视对药物配伍的讲究，才能在临证战场上战无不胜。如果把这些兵法运用在足球比赛中，单行，就像马拉多纳或者梅西这样的球王一样，一个人就能进球，赢得比赛；相须、相使，更像是优秀的顶级球队，讲究的是团队里所有球员的默契配合，最终赢得比赛；相畏、相杀、相恶、相反，可以理解为不同的球队有各自的技战术特点，当两支球队在球场上相遇后，会出现一支球队发挥不出应有的水平、完全被压制甚至出现一边倒的情况。

jūn chén zhǔ zuǒ shǐ liáng

君臣主，佐使良，

sī gōng shǒu liáo xiào zhāng

司攻守，疗效彰。

意释

中医的一个处方要做到组合完整严谨，每一味药物都各司其职，共同起到治疗疾病的作用，这就是我们常说的君臣佐使。

如果把一个方剂看成小朝廷的话，对疾病起到主要治疗作用的药物就是君王，协助君王治疗疾病的药物就是臣子。如果一个国家里君臣不分，势必混乱动荡；如果一个方剂里君臣不清晰，就很难起到治疗疾病的作用。

治病如治国

治国之道，君臣佐使，上下同心，各司其职。用兵之时，主攻辅攻，各显其能。《黄帝内经》云：

"主病之谓君，佐君之谓臣，应臣之谓使。"明代何伯斋更进一步说："大抵药之治病，各有所主。主治者，君也。辅治者，臣也。与君药相反而相助者，佐也。引经及治病之药至病所者，使也。"

君药在方剂中的地位举足轻重，是针对主病或主证起主要治疗作用的药物。一般君药只有一味或两味，味数少但分量重。

臣药，是辅助君药加强治疗主病或主证作用的药物，或是针对兼病或兼证起主要治疗作用的药物，其药力仅次于君药。一般臣药三五味，味数较君药稍多且分量较轻。

佐药，一是佐助药，即协助君臣药以加强治疗作用，或直接治疗次要兼证的药物；二是佐制药，即制约君臣药的峻烈之性，或减轻、消除君臣药毒性的药物；三是反佐药，即根据某些病证之需，配伍少量与君药性味或作用相反而又能在治疗中起相成作用的药物。其在方中的药力小于臣药，一般用量较轻。

使药，一是引经药，即能引导方中诸药直达病所的药物；二是调和药，即具有调和诸药作用的药物。在方中的药力较小，一般用量也较轻。

举例来说，临床用来治疗脾胃气虚的四君子汤，虽然整个方子只有四味药，但麻雀虽小五脏俱全，君臣佐使俱备。方中人参、白术、茯苓、甘草的作用和扮演的角色各不相同。人参作为君药，补气健脾；白术健脾燥湿，是臣药；茯苓渗湿是佐药；甘草作为使药，调和诸药。

当然，临床实际用药中，并不是每个方剂都必须佐使药俱全。如果病情比较单纯，用一两味药就能奏效，或者君臣药没有毒烈之性，就不需要用佐药；如果主病之药能到达病所，也就不需要再用引经之使药。总之，方剂中实际使用多少味药物，以及君臣佐使是不是都要配齐，要根据病情及治法的需要来确定。

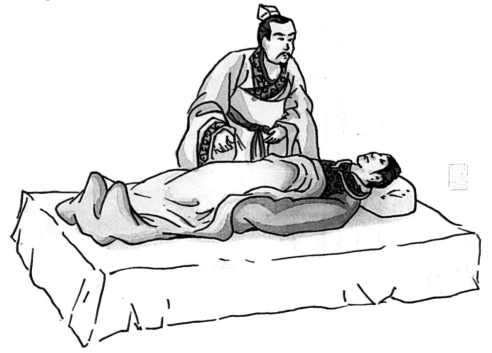

bìng yǐ chéng   yī zuò táng
病已成，医坐堂，
wèi bìng shí   zuì xū fáng
未病时，最需防。

意 释

　　预防疾病和治疗疾病，是中医学理论体系中不可分割的两个重要组成部分。其中"治未病"是预防疾病的具体体现。

　　运用同一药物治疗疾病的最佳时期，应该是在疾病的初起阶段，病势微弱之时。如果病势已经形成，甚至病势已过，病情加深，则药物的疗效必然减低，甚至丧失。古人提倡"上工治未病"，也就是说技术高超的医生在疾病还没有形成之时，就能提前判断病势，开展预防工作。

扁鹊三兄弟谁的医术最精？

　　我们都知道扁鹊是一代名医，但可能很多人不

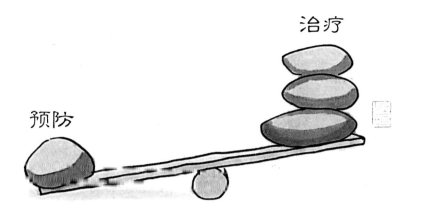

治疗

预防

知道，他还有两个行医的哥哥。魏文王曾经问扁鹊："你家兄弟三人，哪一位最精通医术呢？"扁鹊说："大哥最精，二哥次之，我最差。"文王很困惑："那为什么你最出名呢？"扁鹊说："我大哥治病，重在教人预防，在疾病还没有形成的时候就铲除了病因，所以他的名气没有传出去，只有我们家的人才知道。二哥治病，是在疾病刚刚发生的时候就加以治疗，一般人以为他只能治疗轻微的小病，所以名气在乡里之间。而我治病，是在病情严重的时候，运用各种技术，如针刺、汤药、手术治疗，所以名声远扬。"

扁鹊三兄弟的故事告诉我们这样一个道理：治未病比治已病更重要，也更难。《黄帝内经》中说："是故圣人不治已病治未病，不治已乱治未乱。"不治已病，并不是说中医不主张治疗已经发生的疾病，而是更强调把注意力放在可能发生的疾病上，或者说是把注意力放在平时的养生保健上。

做自己的"上医"

唐代名医孙思邈说："上医医未病之病，中医医欲病之病，下医医已病之病。"其中"医未病"即"治未病"，有三个层面的内涵：一是未病先防，也就是防患于未然，在疾病发生前及早预防，比如"春夏养阳、秋冬养阴"和顺应"春生、夏长、秋收、冬藏"的规律，增强抗病能力，预防各种疾病；二是欲病早防，就是疾病已经形成，但还没有明显表现时，要尽早检查、诊断、治疗，确定患病的原因和发病机制，然后辨证论治、对症下药，防止病情发展；三是既病防变，就是控制疾病恶化，防止疾病进一步发展、加重。

"治未病"的核心是防重于治。懂得养生之道的人，不是在病已经形成之后才去治疗，而是在平时就注意防病健身，就好像国家不是在动乱已经形成的时候才去治理，而是在动乱还没有形成的时候就加以预防。如果疾病已经形成了，再去治疗，就像人渴了才去挖井，为时已晚。

所以，预防疾病要在日常生活中就修筑起强大的"治未病"防御阵地，让自己成为真正的"上医"。

shùn zì rán　zūn fǎ zhāng

顺自然，遵法章，

dé zhì huì　bǎo jiàn kāng

得智慧，保健康。

意释

　　人与自然界息息相关，自然界的变化影响着人的生理和病理状态。善于养生的人，懂得在不同的季节里，用不同的调理方法，以适应自然界的变化规律，达到和谐统一。

　　"智者之养生也，必顺四时而适寒暑，和喜怒而安居处，节阴阳而调刚柔，如是则僻邪不至，长生久视。"人作为大自然的产物，起居、饮食、休息和运动等，都应当与大自然的规律相顺应。

说说春困

　　"春眠不觉晓"，在春天，人们经常有懒洋洋、睡不够的"春困"感觉，这是因为春天人体的循环系统功能加强，皮肤末梢血液供应增多，汗腺分泌也随之增多，各器官负荷加重，中枢神经系统产生镇静、催眠的作用，表现在人体便有了"春困"的现象。此时，我们在饮食、起居方面要注意适应春天的生发之气，同时，不能忽视春天是气候多变的季节，民间有"春天孩子脸，一天变三变""二月休把棉衣撤，三月还有桃花雪"的谚语，说的就是在春天，冬季的阴寒尚未完全消失，为了保护阳气的生发，减衣应适宜。

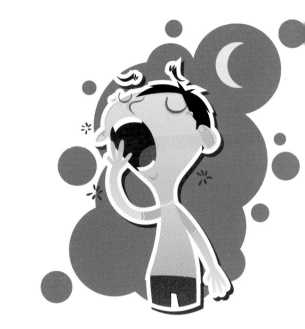

冬天适合睡懒觉，对，没错！

《黄帝内经》中有这样的记载："上古之人，其知道者，法于阴阳，和于术数，食饮有节，起居有常，不妄作劳。故能形与神俱，而尽终其天年，度百岁乃去。"人与自然是统一的，人的健康与自然界气候的变化息息相关，如果这些变化超过了人体的适应能力，就会导致人体发病。在日常生活中，我们应该根据季节的变化和气温的升降，合理安排作息时间，及时调整衣食住行。

"一年之计在于春"，春天是万物复苏的季节，自然界的一切生机蓬勃、欣欣向荣，均与春生之气相适应，人体的阳气也处于生发状态。因此，春季养生要顺应春天阳气生发、万物始生的特点，注意保护阳气，着眼于一个"生"字。我们要多在户外活动，有利于吐故纳新，振奋初升的阳气，使精神能像春天的草木一样，产生一种积极向上的力量，这样才能化生气血津液、充养脏腑筋骨，既可补充冬季寒冷之气所消耗的阳气，又能供奉即将到来的夏季炎热之气消耗的阴津。

相信每个人都有这样的体会，只要一到夏天就会觉得心烦气躁。老一辈人会告诉你："心静自然凉。"夏季属火，是一年中阳气最旺盛的季节，气候炎热，万物生长茂盛。对于人体来说，因火气通于心，心性为阳，此时是新陈代谢旺盛的时期，阳气外发，伏阴在内，气血运行亦相应地旺盛起来，并且活跃于机体表面。夏季的炎热最容易干扰心神，使心神烦乱，让人总觉得心里不得安宁。为适应炎热的气候，皮肤毛孔开泄而使汗液排出，通过出汗以调节体温，使机体适应暑热的气候。夏季养生的基本原则是在盛夏防暑邪，在长夏防湿邪。

秋季，五行属金，是收获的季节。与之相应，人体的阳气也顺应着自然界的规律，逐渐内敛，因此，秋季的养生法则是要谨

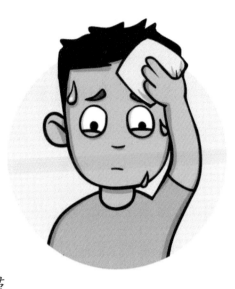

记顺应秋季收敛的时令特点，避免心态躁动，使情绪安逸宁静、神气内敛、肺气内收，以缓和秋天肃杀之气对人的损害。

冬季，万物萧索，草木凋零，冰冻虫伏，阳气潜藏，以待春来。人们要顺应自然界的规律，把自己也"藏"起来，尽量不要扰动阳气。情志上，要避免各种干扰刺激，保持淡泊宁静的状态；饮食上，多吃热食、温补阳气的食物，如羊肉、韭菜等，以抵抗寒冷；日常作息上，要早睡晚起，早睡能保养人体阳气，晚起能躲避严寒，保持身体温暖。

　　人类来自哪里？古人认为，世间一切生命物质都是由宇宙中的"元气"形成的，"元气"在天、地、日、月、水、火等物质的相互作用下，从没有生命的物质演变化生成生命物质。所以《黄帝内经》里指出："人以天地之气生，四时之法成。"也就是说，人类的生命源于天地日月中的"元气"。人类的生命形成以后，要适应自然界四时阴阳变化的规律才能成长发育。因此，人类在整个生命过程中，必须重视与自然环境的关系。《黄帝内经》里说："故智者之养生也，必顺四时而适寒暑。"也就是告诉我们要按照时令节气的阴阳变化规律，运用相应的养生手段来保持健康长寿。

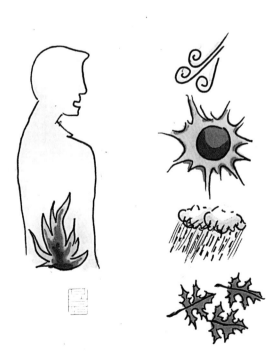

rén zhī chū   shù zhī miáo
人 之 初， 树 之 苗，
yù fán mào   yǒu qí zhāo
欲 繁 茂， 有 其 招。

意释

　　人类的成长就像树苗长成参天大树的过程一样，需要肥沃的土地、充足的阳光和水分。假如让树苗长在荒芜的戈壁或是贫瘠的土壤里，那它就会干枯死掉。同样，婴儿来到这个世界上，需要父母的悉心呵护与照料，营养、阳光、水、食物一样都不能缺。尤其儿童在生长发育过程中，饮食、体格、心理发育等都会发生多次由量变到质变的飞跃，要特别重视，注重培养良好的生活习惯和健康意识。

儿童生长有特点

　　《黄帝内经》指出，少年时期属于"和气如春，日渐滋长"的阶段。也就是说，生命初生，犹如草木刚刚萌发的嫩芽，一方面机体内部各种物质的功能（中医认为属于阳气的部分）和这些物质的基础（中医认为属于阴精的部分）都处于稚弱的状态；另一方面，在整个儿童时期，无论是在形体上还是功能上，都处于快速生长发育的阶段，而且年龄越小，生长发育速度越快。小儿从出生至成人始终遵循这一规律：越是幼小，生长发育越快。因此，儿童在生理上的特点，既有生机蓬勃、蒸蒸日上的一面，又有脏腑娇嫩、形气未充的一面。

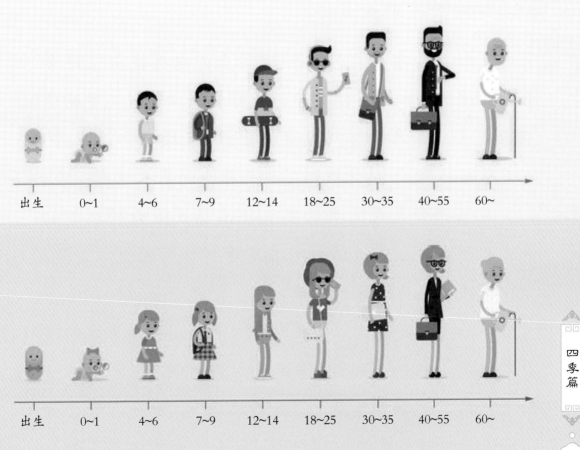

这样的生理特点决定了小儿的病理特点：一方面，儿童生长发育旺盛，体内新陈代谢较快，而脏腑的精气并不充实，脏腑调节功能并不健全，因此容易被六淫等外邪所侵犯，尤其脾胃容易被饮食不当所损伤，而且病情的发展也比成人快；另一方面，儿童的心理发育并不完善，由于脏腑柔弱，容易受到惊吓致病，而且情志发展尚不稳定，可塑性大，易于接受各方面精神上的影响。

日常养护需谨慎

针对儿童的生理、病理特点，中医提出了很多养护理念和方法，倡导养与教并重，以促进儿童的健康成长。著名医家刘完素提出："节饮食，适寒暑，宜防微杜渐。"总体概括了少儿养生的基本原则。

节饮食：人的生长发育要依赖五脏六腑精气的充养和支持，是五脏六腑共同发挥作用的生命过程。中医理论认为"脾为后天之本"，也就是说脾在人出生以后，在促进人体生长发育方面起着极其重要的决定作用。但是，由于儿童本身脏腑的调节功能并不健全，尤其"脾常不足""肠胃脆弱"，加之在饮食方面没有自我节制的控制能力，饮食上稍有不当，就会损伤脾胃。因此，要培养孩子从小养成良好的饮食习惯，《幼幼集成》中强调，幼儿在饮食方面要"忍三分饥，吃七分饱，频揉肚"，不能吃得太饱、太精细。现代生活物质非常丰富，生冷、零食、油腻、过甜等食物深受儿童喜爱，但儿童饮食要特别防止过食、过杂，做到适可而止。

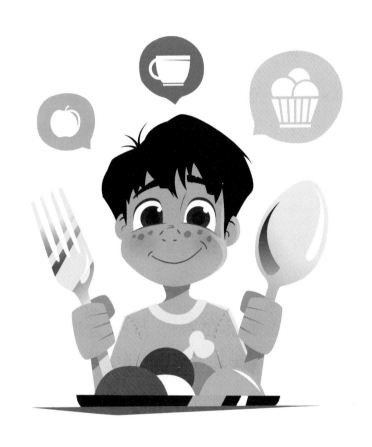

适寒暑：生活中应该顺从春夏秋冬四季阴阳消长的规律，根据一年中寒热温凉的气候变化，适度增减衣衫，使冷热适宜。古人对儿童衣着的冷热有什么

标准呢？宋代著名医家陈文中所著的《小儿病源方论》中有陈氏"养子十法"，其中提到，幼儿穿衣：一要背暖，二要肚暖，三要足暖，四要头凉，五要胸凉。也就是说，要做到手、足、背、肚暖而不出汗，头凉、胸凉主要是强调衣被忌厚热，头、胸部忌大热汗出。尤其在季节变化的时候，不能着急加减衣物。《诸病源候论》中指出："薄衣之法，当以秋习之。"提出在秋季让幼儿慢慢适应寒冷刺激，适度增加衣物。

防微杜渐：在幼儿时期，儿童精神怯弱，易受惊吓，大惊猝恐等情志变化可以导致儿童生病。而且儿童往往求知欲强，勇于探索，但是缺乏社会生活经验，对外界危险事物没有识别能力，容易发生意外事故。成人必须谨慎看护，事事留意，正面引导，切勿以粗暴态度或恐吓手段对待。《育婴家秘》中指出："小儿玩弄嬉戏，常在目前之物，不可去之，但勿使之弄刀剑，衔铜铁，近水火。"认为小朋友天性好动，好奇心强，缺乏对危险事物和境遇的认知，因此，在其生活中要避免危险因素。这是古人的经验之谈，值得借鉴。

tiān rén yī　xíng shén dào
天 人 一， 形 神 道，
yǎng shēng fǎ　sì shí tiáo
养 生 法， 四 时 调。

意 释

　　天指的是宇宙自然，人就是指人类自己。形指的是人的形体，神指的是人的情志、意识等思维活动。"天人合一"与"形神合一"学说是中医养生理论的重要环节，它将人体作为统一整体，用于诠释人体与自然之间、形体与精神之间的密切关系，认为人们应该顺应自然规律，随着时间、空间和四季的改变而调整生活秩序及精神活动，做到人与自然和谐相处。

人和宇宙自然的关系

　　"天人相应""天人合一"是中国古代最基本的哲学思想。"天"指的是宇宙自然，"人"指人类自己。"天人合一"思想认为，人和自然界在本质上是

四季篇

151

相通的，所以一切人事均应该顺应自然规律，做到人与自然之间的和谐。

例如，古人遵循"日出而作、日落而息"的生活方式，就是太阳升起才开始劳动，太阳下山就要休息。古人发现，随着太阳升起，自然界的阳气逐渐旺盛。太阳提供的热量与光线为人类劳动提供了基本条件，在劳动的过程中人类的身体也得到了运动和锻炼，所以白天是能量释放的过程，通过能量释放的劳动，人类获得劳动成果、创造生活条件。随着太阳下山，自然界的阳气逐渐衰微，光线变暗、温度下降，整个环境变得安静，人们通过睡眠补充白天劳动过程中消耗的能量，为下一个白天的劳动创造条件。所以古人根据自然界的规律日出而作、日落而息。白天和黑夜的交替是自然界的现象，也是自然界的规律，作为大自然的一分子，人类生活也要遵循自然界的这一规律。

人体阴阳的运动是与自然界相一致、协调的。《黄帝内经》说："阳入于阴则寐，阳出于阴则寤。"白天自然界的阳气旺盛，阳气的运动是向上、向外的，人的阳气也随之向上、向外，即所谓的"阳出于阴"，人处于清醒状态，利于工作、学习；黑夜则自然阴气盛，阳气的运动是向下、向内的，人体的阳气也随之向下、向内，即所谓"阳入于阴"，人即处于睡眠状态，以利于恢复体能。反之，一旦人们违反了这一自然规律，白天睡觉、晚上出来活动，久而久之身体就会出现异常。

看得见的形体和摸不着的精神

形，指形体，即肌肉、血脉、筋骨、脏腑等组织器官，是人体的物质基础，是我们身体上看得见、摸得着的"硬件"。神，指以情志、意识、思维为特点的心理活动现象，以及生命活动的全部外在表现，是人体表现出来的功能作用，是我们身体上看不见、摸不着的"软件"。

形与神二者之间是相互依存、相互影响的，是密不可分的一个整体。神本于形而生，依附于形而存，形为神之基，神为形之主。

例如作为青少年的你，是否经常感到脸红、害羞、愤怒、悲伤？这些都是正常的情绪。因为随着身体内气血的充盛，思想也越来越活跃，遇到自己喜欢的人或者事，马上就会热情高涨！青春期的少年情感和想象力都非常丰富，有远大的抱负和理想。

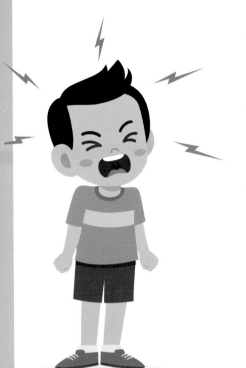

但是，一旦遇到挫折或者不同意见，很容易出现情绪波动，自我控制力较差，还特别容易脸红，往往表现出冲动与温顺并存、激烈变动与固执并存、抑制含蓄与外露张扬并存、自尊与自卑并存等情况。其实这些情绪都是"神"的外在表现。

中医学认为，神与形，也就是身体与精神是相互影响的。如果情绪波动过大，过度兴奋或抑郁，都会加重身体的负担，导致人体内的阴阳失调、气血不和、经络阻塞，甚至脏腑功能出现紊乱而产生疾病。因此，我们要学会自我调整情绪，通过多种有意义的活动，如绘画、书法、音乐、下棋、运动、旅游等，培养自己的兴趣爱好，使精神有所寄托，陶冶情操，从而起到怡情养性、调神健身的作用。如果能把自己的情志调节到最佳状况，就能够减少疾病的发生。

另一方面，人体内气血和脏腑功能的变化，也可以导致情志的异常。中医认为，"肝气虚则恐，实则怒。心气虚则悲，实则笑不休。"意思是说肝气虚的话，人就容易受到惊吓；肝气实，就容易发怒。所以我们经常会对生气的人说：降降肝火吧！心气虚，就会感到悲痛、心情抑郁；心气实，则人老是笑呵呵的，慢慢地，心神就散了。此外，中医还认为"血有余则怒，不足则恐"，意思是如果血输布的能量太盛，则人容易发怒；要是血布散不足的话，人会常有恐惧感。人在气不足的时候，也会出现烦躁的现象。

变幻莫测的四季

一年四季，各有特色。《史记》中记载："夫春生夏长，秋收冬藏，此天道之大经也。"也就是说，春季耕种、夏季生成、秋季收割、冬季储藏是自然界正常运行的规律。

古人有诸多描绘季节的诗句，如"繁枝容易纷纷落，嫩蕊商量细细开"，此春天；"接天莲叶无穷碧，映日荷花别样红"，此夏天；"金井梧桐秋叶黄，珠帘不卷夜来霜"，此秋天；"谁将平地万堆雪，剪刻作此连天花"，此冬天。

一年四季中，春天是万物生发的时候，夏天是

四季篇

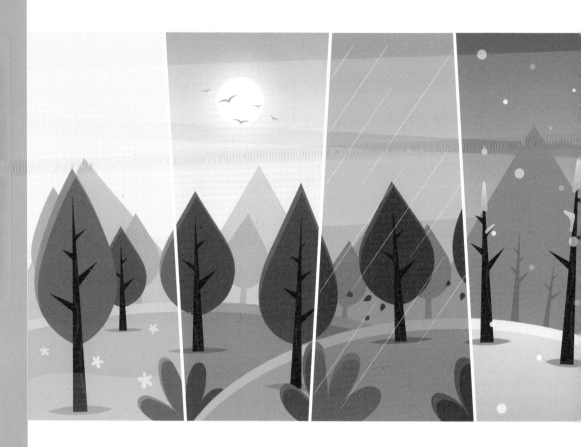

万物开始生长的时候，到了秋天万物开始收获，冬天是万物开始藏的时候，这就构成了自然界一切事物"春生、夏长、秋收、冬藏"的规律。人也是一样，要"与天地共阴阳"。前面也提到了，《黄帝内经》要求人们要根据季节来调节生活秩序及精神活动。

chūn fēng qǐ   fáng gǎn mào
春 风 起， 防 感 冒，
shí yào qīng   huǎn qù mào
食 要 清， 缓 去 帽；

意 释

春天气候变化较大，随着人体的腠理开始变得疏松，对寒邪的抵抗能力有所减弱。因此为了防止感冒，人们不宜过早地脱掉棉衣和棉帽。此外，春季阳气初生，饮食宜清淡可口，忌油腻、生冷及刺激性食物。

夜卧早起多伸展

《黄帝内经》记载："春三月，此谓发陈。天地俱生，万物以荣，夜卧早起，广步于庭，被（披）发缓形，以使志生，生而勿杀，予而勿夺，赏而勿罚。此春气之应，养生之道也。"

古人把自立春开始的三个月称为"发陈"，认为这是一年的开始。春三月是自然界推陈出新、生命

四季篇

萌发的季节，天地万物欣欣向荣，一派生机盎然。此时，人体气血和自然界一样，体内阳气升发，需要舒展畅达，这就要求我们夜卧早起，舒展形体，在风和日丽的时候，踏青赏花，闲庭信步，多在户外活动，克服倦懒思眠状态，使自己的精神情志与大自然相适应，力求身心和谐、精力充沛。

穿衣防寒还保暖

春季正是乍暖还寒的时候，昼夜温差也较大，阳气生发，人体腠理较为疏松，外邪易侵袭人体致病，此时要特别注意防寒保暖。在衣着方面，一方面要宽松舒展，另一方面要柔软保暖，使体表处于温暖、微欲其汗的感觉，使腠理呈现微开的状态，利于阳气外行。另外还要特别注意不要顿减衣服，以防受寒。

勿要暴躁心欢喜

按自然界的五行属性，春属木，人体五脏中的肝脏与春季相应。中医五行学说以五行特性来说明五脏的生理活动特点，认为木有生发的特性，而肝脏喜条达，有疏泄的功能，所以肝属"木"。肝的生理特点是以疏泄为顺，恶抑郁而喜条达。在春季精神养生方面，要戒暴怒，更忌情怀忧郁，要做到心胸开阔，乐观向上，保持心情愉快。

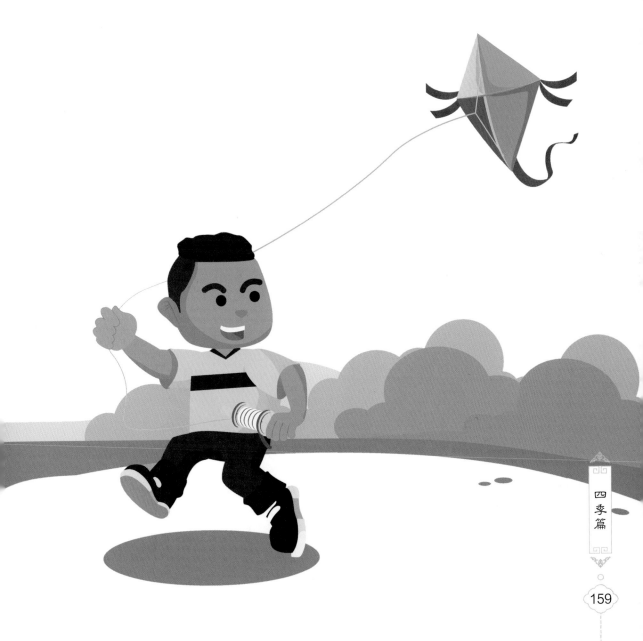

饮食要清淡

脾胃是后天之本，人体气血生化之源。但春季肝气当令，肝的功能偏亢，则可能伤及脾，影响脾的消化吸收功能。中医认为，五味入五脏，其中酸味入肝、甘味入脾。若多吃酸味食品，能加强肝的功能，使本来就偏亢的肝气更旺，这样就会大大伤害脾胃之气。因此，春季饮食调养要注意春季阳气初生的特点，适当补充辛甘发散之品，不宜摄入酸收之品。

春天阳气升发，人体代谢加快，消耗过大，进补可补充营养，使人体阴阳达到动态平衡状态。但由于春天多风，气候干燥，如果补得太过，很容易上火，因此春季饮食要注意清淡，不要过度食用温热、辛辣的食物。

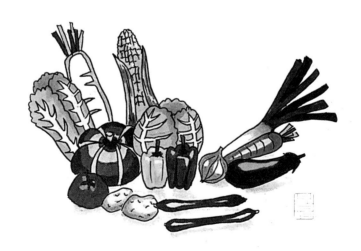

xià duō rè　bì shǔ rǎo

夏多热，避暑扰，

shí xū jìng　zhuó qīng báo

食须净，着轻薄；

意释

夏季烈日炎炎，暑热难耐，为了避免被暑热所伤，人们应该身穿宽松、清凉、透气的衣服，保持身体的清爽。在饮食方面，夏季人们往往易于贪凉饮冷，食用瓜果较多，容易罹患胃肠道疾病，所以养成良好的饮食卫生和个人卫生习惯，是预防夏季胃肠道疾病的主要措施。

晚睡早起阳气足

《黄帝内经》记载："夏三月，此谓蕃秀，天地气交，万物华实，夜卧早起，无厌于日，使志无怒，使华英成秀，使气得泄，若所爱在外。此夏气之应，养长之道也。逆之则伤心，秋为痎疟，奉收者少，冬至重病。"

"夏三月"是指从立夏到立秋前这三个月。

"蕃"是指在春三月的"发陈"之后，层层叠叠的新枝叶越来越茂盛的样子；"秀"是指精气外达。

夏季是万物最为繁盛壮美的季节，万物进入开花结果的时节。在这一季节里，人们应当晚睡早起。为什么呢？古人随日落而息，而夏季白昼较长，日落较晚，因此，夏季的休息时间应随着日落的推迟而推迟。早起是让人随着夏天的日出时间而提早起床，使体内的阳气自然得到宣散。《黄帝内经》所说的"无厌于日"是指夏季晚睡早起，不要厌烦变长的白日，把阳气采足，让体内气血调达舒畅，使精气外达，才能多出汗排出邪气。

穿衣宽松要吸汗

夏季是阳气最盛的季节，气候炎热。为适应炎热的气候，皮肤腠理开泄，以使汗液排出，通过出汗来调节体温，适应暑热的气候。如果排汗不畅，容易引起痱子、皮疹等皮肤病，因此，夏季应该选择宽松、吸汗的衣服。

夏之气为暑，暑为阳邪，暑热使皮肤缓而腠理开，此时容易感受贼风邪气而致病。所以孙思邈曾经说过："夏不欲穷凉，不欲露卧星月，不欲眠中用扇。"尤其在科技发达的现代，尽量避免长时间将电风扇、空调等对暴露的皮肤或背部直吹。

心静自然透身凉

夏季属于五行中的火，而五脏中心也属火，因此中医学认为"心主夏"。夏季天气炎热，人们极易感到闷热、困倦和烦躁不安，好发脾气。气温过高加剧了人们的紧张心理，是心火过旺所致。此时要注意调整情绪，不能因闷热而心生急躁、恼怒，以免助阳起暴冲而伤正气。古代著名养生家嵇康说："夏季炎热，更宜调息静心，常如冰雪在心"，这就是说明"心静自然凉"。

《黄帝内经》里说："使志无怒，使华英成秀，

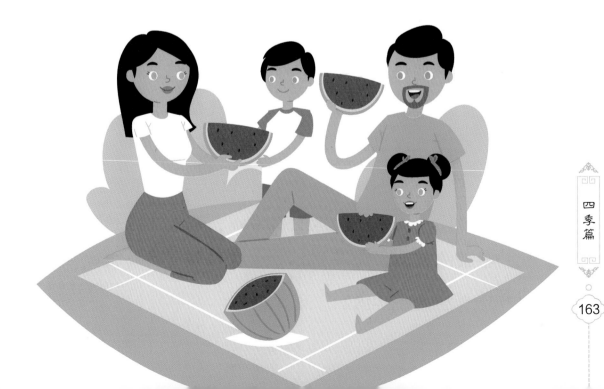

使气得泄，若所爱在外。"什么意思？"华英成秀"原指草木开花荣美之貌，在这里形容人绽开美好的笑容。所以整句话是指在夏季养生应该注重保持轻松喜乐的心情，对待事物的态度就像在所爱的物或人的面前，始终保持开心愉快。夏季心气旺盛有余，应及时疏导通泄，使自己的思想平静下来，神清气和。

冬吃萝卜夏吃姜

有一句话叫"冬吃萝卜夏吃姜，不用医生开药方"。夏天为什么要吃姜呢？中医认为，夏季"阳气外发，伏阴在内"，即夏季阳气发于表，而体内反而阳气不足，阴寒内盛，如果再不断进食寒凉的食物，人体就需要动用更多的阳气来应对这些寒凉的东西，那样就不是顺天应时，而是违背自然之举，自然会消耗人体过多的阳气，《黄帝内经》称这种情况是"逆夏气"。因此，夏三月，人体的阳气溢于体表，体内阴寒，吃姜可以温热散寒。

此外，夏季汗出较多，中医认为"汗为心之液"，出汗过多会导致心气阴亏虚，因此可以选择多吃一些酸味之品，比如乌梅、五味子等，收敛固气的同时还可以生津止渴。

qiū fēng jìng　　cháng rùn zào
秋 风 劲， 常 润 燥，
shí xǐ jīn　　màn jiā ǎo
食 喜 津， 慢 加 袄；

意释

　　秋风萧瑟，天气转凉，气候干燥。秋天燥盛会消耗人体津液，人们在日常饮食中应多选择养阴清热、润燥止渴之品。虽然秋天早晚温差悬殊，但人们不应过早添加厚衣服，要采取逐渐递增的方式，这样有利于人体适应气候变化。当然，这种建议并不绝对，如抵抗力相对较弱的老人和孩子，秋季容易患病，应注意及时随气温变化而添加衣服。

早睡早起赛金鸡

　　《黄帝内经》记载："秋三月，此谓容平。天气以急，地气以明。早卧早起，与鸡俱兴。使志安宁，以缓秋刑，收敛神气，使秋气平，无外其志，使肺气清。此秋气之应，养收之道也。"

四季篇

165

"秋三月"是指从立秋、处暑、白露、秋分、寒露、霜降至立冬的前一日。"容平"指秋季是从容平定的季节，天气渐寒，地气清肃。

秋天是一个变化转换的季节。俗话说"一场秋雨一场寒"，夏季的炎热逐渐退去，气温逐渐降低，空气由潮湿变得干燥，秋高气爽，风干物燥。秋季来临意味着阳气趋降，生机趋藏，一派肃降之象。秋季的起居作息需根据自然界阴阳的消长做出相应调节，要做到早睡早起。早起以利舒肺，呼吸新鲜空气，使机体津液充足，精力充沛；早卧以顺应阴精的收藏，协调阴阳平衡。

逐渐添衣须区分

时至金秋，万物成熟，秋季是收获的季节。初秋由于盛夏余热未消，秋阳肆虐，温度仍然较高，故有"秋老虎"之说。但白露之后，北方寒气逐渐南下，秋风瑟瑟，气候逐渐由热转寒，早晚温差变大，万物随寒气增长逐渐萧落。关于秋季增减衣物有句俗语："白露身不露，寒露脚不露"，表明我们要随天冷逐渐增添衣物。但也要注意，添衣不能太多太快，尤其厚衣服要晚些穿，多经受寒冷的刺激，可

在一定程度上增
强机体抵抗力。不过，
不同的人群、人体的不同部
位，应区别对待，一味秋冻也会
把身体冻坏。

悲伤抑郁要不得

秋季气候日渐干燥，阳气渐收，阴气渐长，特
别是到了中晚秋，秋风肃杀，天气渐凉，目睹秋风
冷雨、花木凋零、万物萧条的深秋景况，人的情绪
会产生波动，或烦躁，或忧郁，出现悲秋、凄凉的感
觉，产生抑郁情绪。因此，秋季要注意调整精神，保
持神志安宁、心平气和，以减缓秋季肃杀之气对人体
的影响，从而使人心情愉快。同时，多参加户外活
动，登高远眺，心旷神怡，开阔胸襟以适应秋季容
平的特征。

四季篇

多喝水来能润燥

肺属金，与秋气相应，肺气为秋季主令之气。中医学认为，燥为秋季六节气的主气，又称"秋燥"，其气清肃，其性十燥。燥邪伤人，容易耗伤津液，所谓"燥胜则干"，津液既耗，必然会出现一派"燥象"。所以，秋季饮食要注意"防燥养肺"，保养内守的阴气。针对秋季的燥邪，必须养阴润燥。多喝水是除秋燥的良方，古人认为，最佳方法是"朝盐水，晚蜜汤"，即白天喝点盐水，晚上喝点蜜水。这既是补充水分的好方法，也可以防止因秋燥而出现便秘。

根据中医学理论，五脏中肺脏对应五色中的白色。因此，秋季常吃白色食物可收到润肺的效果。生活中可选择白萝卜、白菜、冬瓜、百合、银耳、莲藕、莲子等食物。秋燥季节应避免食用辛辣之品，包括辣椒、花椒、桂皮、生姜、葱、蒜和酒等。多食这些温性食品易伤阴液，容易上火，加重秋燥对人体的伤害。

冬多寒，应日照，
dōng duō hán　yīng rì zhào

食当温，衣棉袍。
shí dāng wēn　yī mián páo

　　冬季天气寒冷，万物封藏，大自然处于"阴盛阳衰"状态，人们冬天应该常晒太阳，以助肾中阳气升发、温通经脉。冬天的饮食调摄也很重要，冬季如果吃的食物过寒，容易损伤脾胃，所以冬季应多吃温热的食物。至于防寒保暖方面，冬季衣着过少过薄、室温过低，则既耗阳气，又易感冒。反之，会导致皮肤腠理开泄，阳气不得潜藏，寒邪亦易于入侵。因此冬季在衣着方面应讲究适度原则。

早睡晚起固阴精

　　《黄帝内经》记载："冬三月，此谓闭藏。水冰地坼，无扰乎阳，早卧晚起，必待日光，使志若伏若匿，若有私意，若已有得，去寒就温，无泄皮肤，使

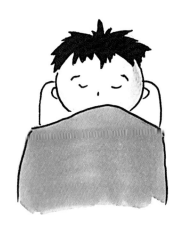
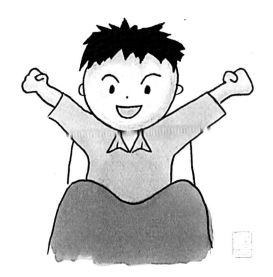

气亟夺。此冬气之应，养藏之道也。"

冬季是一年中最为寒冷的季节，历经六个节气，包括立冬、小雪、大雪、冬至、小寒、大寒。

"闭藏"指的是冬季草木凋零、冰冻虫伏，是自然万物闭藏的季节。冬季人体阳气封藏，阴阳消长代谢相对缓慢，此时人体应顺应自然、养精蓄锐、蓄势待发，以"养藏"为主。古人主张"早卧晚起，必待日光"，意思是早睡以养阳气，迟起以固阴精。夜晚早睡还可以避免过触深夜甚寒之气，从而护养人体阳气；早晨晚起，待日出而作，可避严寒，不致过多耗损体内潜伏的阳气。冬季还应该多晒太阳，阳光不仅能驱散寒意，还能使人体阳气畅达、气血流通、周身和畅。

衣着保暖莫过厚

严冬之际，寒邪易侵袭人体并伤害人体的阳气，在衣着方面宜以"去寒就温"为原则。冬季穿衣要做到轻、软、暖、舒适，若衣着过于单薄则容易感受寒邪。足部的保暖尤为重要。冬季应穿着透气性好的棉鞋和棉袜，并经常烘晒以保持鞋内干燥。尽管冬季气候严寒，但应避免"向火醉酒""暴暖过汗"，衣着过于厚重或者室温过高，反而易使腠理开泄而导致寒邪侵入。

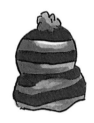 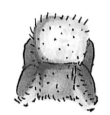 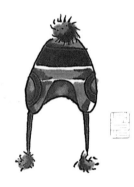

心态宁静莫操劳

冬季万物肃杀，生机潜伏，阴气内藏，人体阳气潜藏于内，阴精固守充盛，在精神情志方面，我们应顺应冬季闭藏的特性，保持安宁平静，学会及时调摄不良情绪，以安定清净为根，同时应避免各种不良情绪的刺激和干扰，使心情处于恬淡宁静的状态，不要过于操劳，遇事做到秘而不宣、含而不露，令心神安静自如。

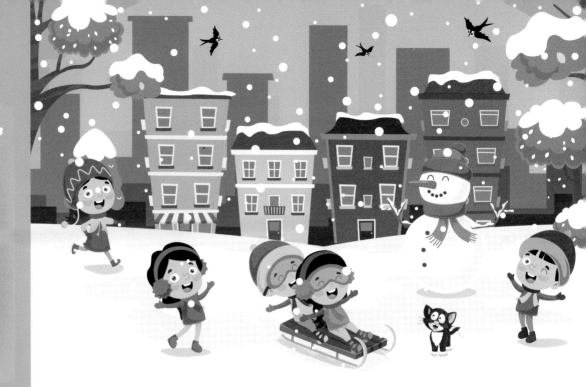

饮食温补多吃苦

冬季是万物闭藏的季节，人体的新陈代谢也变得缓慢，此时摄入的营养物质能最大限度地被贮藏于体内。因此，冬季是四季中进补的最佳季节。中医学认为，五行中肾属水，而冬应水，故而肾与冬季气候相应，主封藏。冬季人体阳气偏虚蛰伏于内，阴寒偏盛于外，且寒为阴邪，易伤人体的肾阳，所以冬季饮食宜温补助阳、补肾益精，重在滋阴潜阳，尤忌生冷之物。此外，要注意肾脏的调养，少食咸味，以防肾水过旺从而影响心脏的功能。可以多食苦味食物以补益心脏，增强肾脏功能。

qǐ jū shì　qūi lǜ zhǎo
起居事，规律找，

sì tǐ qín　yǎng mò jiāo
四体勤，养莫娇。

意释

起居是指生活作息，涉及日常生活的各个方面，我们要找到其中蕴含的生命规律。人的四肢要勤于活动，养育孩子不能过于娇惯。

自古以来人们就认为起居与健康和寿命紧密相连。我们的祖先一直在寻找生命的规律、自然的规律，并希望自身的起居要适应这些规律，使人体的内环境与外界自然环境统一协调，从而达到祛病强身、健康长寿的目的。经过长期的观察与总结，聪明的前人终于发现了一些诀窍。人们居住的环境、平时的劳逸程度、衣着服饰、睡眠习惯等，都是起居的重要内容，都与健康息息相关。这些内容看起来很日常、很琐碎，要养成习惯每日执行，其实并不容易。毕竟谁会每时每刻留心这些小事呢？可是要知道，不积跬步，无以至千里，日积月累的影响是十分巨大的。

起居关乎寿命

寿命这个词听起来似乎离青少年很遥远。是啊，一般人在几岁、十几岁的时候，都不会在意自己的寿命问题吧。可即便再不在意，也不希望自己十几岁的时候就像几十岁的样子呀！大鹏今年19岁了，刚读大一，寒假的时候跟妈妈一起顺路接小姨去姥姥家过节。小姨是医院体检中心的医生，医院里刚进了一台仪器，用来检测人的代谢年龄。小姨正在测试这台仪器，见大鹏来了，就让他测一下试试。大鹏玩儿着手机不愿意放手，懒得测，可耐不住小姨的一再要求还是测了一下。测试结果令人大吃一惊，大鹏的代谢年龄是32岁。大家不敢相信，又测了一遍，结果还是一样的。于是大鹏说："这机器不准吧，您让别人测，我看看。"

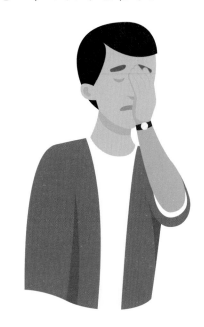

结果小姨和妈妈的检测年龄跟实际年龄都很接近。大鹏一脸难以置信，想起在校园里，有位不认识的同学问路，喊他老师，还有的中学生直接喊

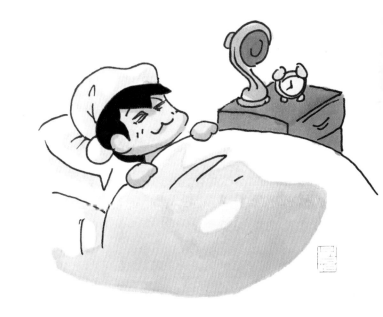

他叔叔，他就觉得很沮丧。他想，以前也没这样啊，这是从什么时候开始的呢？

　　大鹏正在回忆的时候，小姨问："你假期是不是一天到晚玩手机，不到半夜不睡觉，连饭也不好好吃？有可能不只是假期，上了大学以后，生活也没有以前规律了吧？"大鹏不好意思地笑笑，对小姨说："您怎么都知道了。"小姨说："看你走在路上，手机都不离手，就知道你平时在家、在学校是怎么过的。幸好今天测了一下，你以后可好好注意吧，生活作息要有规矩，不能肆意妄为，要不你年纪长一岁，身体却要老好几岁。"这不是危言耸听。中医很早就发现，起居作息没有节律，年过半百就衰老了，所以始终强调要合理有序地安排生活，起居有常。

起居篇

中医认为人以五脏为本，调养起居能保养五脏。人体的气血由五脏化生，五脏得到良好保养，气血自然化源不断，气血充足又进一步充养五脏，相得益彰。人体的健康也就有了可靠的保障。

勤劳有益健康

起居的一个重要方面是适当活动，可以加速气血运行，强筋健骨。可是，很多家长都不了解其必要性。现代的家庭单元都比较小，一个家庭一般只有一两个孩子，爷爷奶奶、姥姥姥爷格外宠爱孙辈，根本舍不得让孩子做家务，让很多小朋友失去了劳动的机会。其实鼓励孩子勤快点、多活动，是有益身心健康的。

小旭今年上小学了，奶奶接他的时候，他一句话也不说，低着头。奶奶赶忙掏出棒棒糖，说："我大孙子怎么不高兴啦，奶奶给你拿个棒棒糖吃吧。"小旭推开棒棒糖就往家跑，可跑了没两步就停下来了，还气喘吁吁的。奶奶没怎么费劲就追上了他，拉着他不撒手，还说："你慢点，跑什么呀，再摔了。"小旭闷闷不乐还是不说话，祖孙俩慢慢地走回家。吃晚饭的时候，爸爸妈妈回来了，问起来才知道，原来是小旭的体测评分很差，几乎每项都比同学低，不仅肥胖，肺活量还不及格，50米跑全班最慢，跳绳根本坚持不了一分钟，同学们都很惊讶。这下爸爸妈妈觉得问题严重了，孩子不健康呀。想想也是，每次吃饭，奶奶疼爱孙子，总要给他吃好多肉，还说能吃是福，有时候小旭明明吃不下了，还让再吃两口，说别剩饭，小旭都听话地吃完了。饭后没一会儿，奶奶又开始给孙子削水果，水果没吃完，又给糖吃。奶奶别说让小旭洗碗擦地了，连脸都想帮小旭洗了，小旭能不胖么？

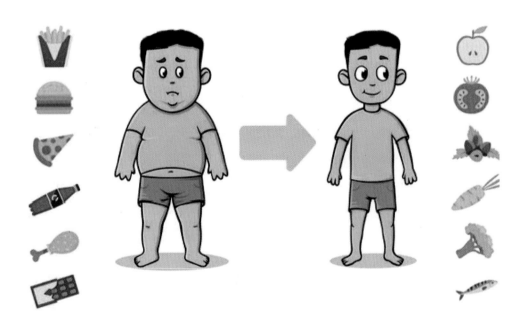

有了体测的契机，爸爸妈妈决定帮助小旭减掉超标的体重，恢复健康。跟奶奶商量后，家里开始了

新的安排。首先是吃饭适量，逐渐减少零食；其次是每天去游泳。坚持了 3 个月，小旭瘦了好多，整个人也开心起来，跳绳能坚持 2 分钟，肺活量也及格了。如果小旭只是控制饮食，他的肺活量、运动能力能迅速提升么？显然不能。可见适当活动对人体是利大于弊的。

中医一直强调要适度。适度休息能消除疲乏、恢复体力和精力，适度劳作能疏通经络、促进气血循行、调节精神。人类的劳作与休息形成交替循环，才能健康生活。缺乏必要的劳动，可导致气血郁滞，影响脏腑肢体，各种疾病都会由此产生。因此我们应该给孩子劳动的机会，这不仅有助于培养孩子勤劳的品格，还能增强孩子的体质，提高抗病能力。

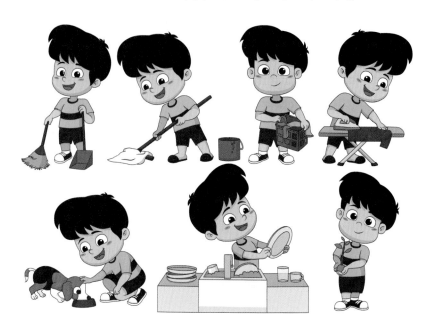

　　yì　yǒu　dù　　liàng　lì　láo
逸 有 度，量 力 劳，
　　jì　áo　yè　　yí　qǐ　zǎo
忌 熬 夜，宜 起 早；

意 释

　　适当休息是人们身体健康的必要条件，但过度安逸会导致正气不足、体质虚弱等问题。与此同时，人们在劳动方面，也应该量力而行。若人的生理功能过度使用，必然会引发相关疾病。中医非常重视起居作息的规律性，要求人们合理安排时间，不要熬夜，早睡早起，以达到预防疾病、增强体质的目的。

　　有人说："我喜欢劳动，我能在高强度的学习中游刃有余。"有人说："我喜欢安逸，休息使我快乐！"有的人会因为工作原因通宵达旦地加班苦干。有的人则提倡健康规律的生活方式，早睡早起，坚持锻炼。每个人都可以选择自己的生活方式。上面的四种方式你想选哪一种？别着急！请看看下文，再做一次选择吧。

起居篇

劳动休息两不误

劳和逸是相互对立、相互协调的辩证统一关系。劳动（运动）是人类的本质活动，是人类赖以生存的技能。日常生活中应该有劳有逸，充分协调二者的关系。中医认为劳逸适度对人体养生保健具有重要作用，反之，则会严重损害机体的健康。《备急千金要方·道林养性》记载："养生之道，常欲小劳，但莫大疲及强所不能堪耳。"明确告诫人们养生应该正确处理好劳和逸的关系。

《吕氏春秋》中提出了运动的重要性，"流水不腐，户枢不蠹，动也"，即经常流动的水流不会腐臭，常转的门轴不遭虫蛀。中医认为，生命在于运动，气行则血行，气血运行通畅，则人体的脏腑功能协调，生命力才能持久。适度运动锻炼对脏腑、气血、精神、形体等方面均有益处。当然，运动须适量，不可过劳。如《素问·宣明五气》中提到，"久视伤血，久立伤骨，久行伤筋"，意思是说劳作过度，内可耗气血，外可伤形累骨，积劳成疾则影响寿命。过劳有害于健康，过于安逸也对人体无益。《琼琚佩语》记载："精神不运则愚，气血不运则病"，意为人若懒于精神思维活动，头脑就会愚笨；若懒于形体活动，就会因气血不流通而生病。因此，过于安逸、不注意进行适当劳动和锻炼，会影响人体健康。

只有适当劳逸、动静结合，才能达到调畅气血、维护机体正常生理功能、保持健康的目的，这才是科学、合理的健康长寿之道。同学们在课业学习中，将脑力劳动和体力活动搭配起来，在学习的时候，要注意调节自己的学习节奏，在课余时间，可以进行散步、舒展身体等简单锻炼。在闲暇之余或者周末假期，也可以选择多元化的休息方式，如可以选择太极、健身操、慢跑、散步等相对柔和的运动，以及听歌、看书、下棋等，动静结合，强身健体，提高人体的抗病能力。

早睡早起身体好

睡眠是人类生活的重要组成部分，约占人类生命活动三分之一的时间，所以睡眠特别重要，一直以来深受人们的关心和关注。中医谓之"寐"，"阳入于阴则寐，阳出于阴则寤"，寐指入睡，寤指醒来。自然界一直处于阴阳消长变化之中，而昼夜交替的出现正是其中突出的一种表现形式。昼属阳，夜属阴。寤属阳，为阳气所主，寐属阴，为阴气所主。与之相

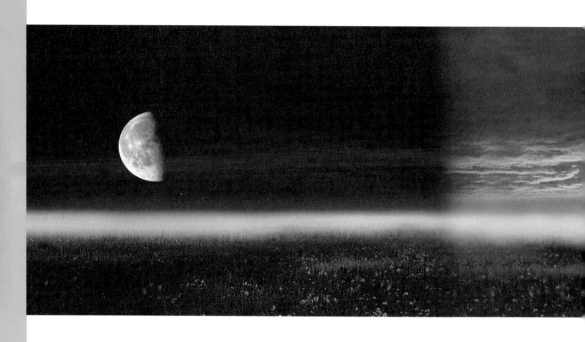

应，人体的阴气和阳气也随昼夜而消长变化，于是就有了寤（醒）和寐（睡）的过程。

中医认为，平旦之时（黎明3—5点）阳气从阴始生，日中之时（午时11—13点）阳气最盛，此后则阳气渐虚而阴气渐长，深夜之时（凌晨1—3点）阴气最盛。

因此，人们应在白天阳气旺盛的时候，早点起床，用充沛的精神和体力开展一天的日常活动，而到夜晚阳气衰微的时候，气血相对安静而阳气潜藏，忙碌了一天的人们就要安寝，休养生息，为第二天的工作活动积累能量。明代著名学者朱用纯将这一思想融入著作《朱子家训》中，他认为一日之计在于晨，天刚亮就起床打扫院落，保持家居内外的整

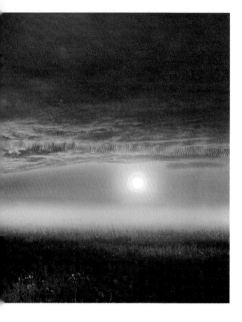

洁。这样做不仅能够从小养成早起的好习惯，又能培养做事的计划性和有序性。到了傍晚太阳落山时应该休息，睡前亲自进行安全检查，关窗锁门，一是督促人们早些休息，有益健康，二是有利于从小养成严谨的生活态度。

拥有正确的作息方式、充足的睡眠，能够起到帮助人体调节自身阴阳平衡协调的作用。反之，则会对人体造成危害，如东晋葛洪在《抱朴子·内篇·极言》中言："寝息失时，伤也。"当今社会，人们普遍存在的熬夜现象就是非常伤害健康的行为。一个人如果长期熬夜，打破了阴阳平衡，令人体的阳不入阴，阳气不能潜藏，逼迫着阳气运行，迫使机体长期在高度负荷的情况下工作，久而久之，会导致气血阴阳失调，百病丛生。因此，应改善不良的生活习惯，合理安排自己的作息生活，调整睡眠时间，持之以恒，从而达到调和人体阴阳的目的，有利于延年益寿。

cān yìng shí　　bú guò bǎo

餐应时，不过饱，

wǔ gǔ yǎng　　líng shí pāo

五谷养，零食抛；

意释

保持良好的饮食习惯，包括饮食有节、按时适量、营养均衡等，对于我们每个人的身体健康都有非常重要的意义。

"民以食为天"，可见"吃"对于每个人来说都非常重要。但是"如何吃"却不是一件简单的事儿，既要吃得好，又要吃得对，这样才能对身体有益，否则就可能损害身体健康，正如"祸从口出，病从口入"。

"大胃王"不是人人都能当

近年来，我们经常看到各类大胃王比赛、大胃王吃播。其实，这类大胃王比赛的健康风险实在太大了。很多比赛的参赛者或者主播，也许目前看没有什

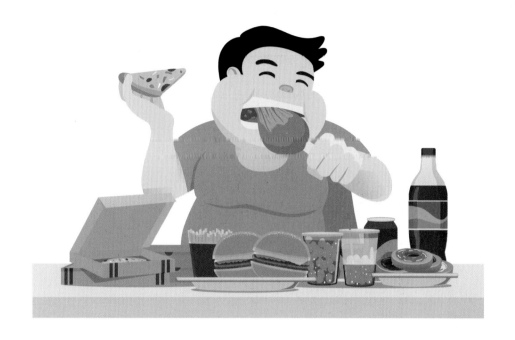

么脾胃病，但长此以往，终究逃不过得肥胖症或脾胃病的结局。此外，很多参赛选手都是没有接受过常规大食训练的普通人，在短时间大量进食时，很容易发生各种危险。

孙思邈在《备急千金要方》中曾说："食欲数而少，不欲顿而多"，意思是进食要适度，少食多餐，饥饱适宜，最好是七八分饱，而不是贪多求饱。民间也有不少俗语，比如"早餐要吃好，午餐要吃饱，晚餐要吃少""夜饭少吃口，活到九十九"，都是老百姓在日常生活中总结出来的饮食养生经验。

一日三餐的时间最好有规律。《吕氏春秋》说："食能以时，身必无灾，凡食之道，无饥无饱，是之谓五藏之葆。"一日之内，人体的阴阳气血，随着昼夜变化会有所不同。白天体内阳气盛，新陈代谢相对旺盛，需要的营养供给也必然多，因此白天的饮食量可以稍微多一些。而到了夜晚，阳气渐衰而阴盛，需要静息入寝，人体需要的营养供给相对少，所以晚餐的摄入量可以略少，有利于胃肠发挥正常的消化功能。

从气血在十二经络流注时间看，胃经气血最旺盛的时间是上午7—9点，这时候胃的消化能力最强，在这个时间进食早餐最好。中午11—13点、晚上5—7点，分别是心经、心包经气血最旺盛的时间，这两个时间段如果胃空了，我们会感觉到饿，实际上是心感知功能的体现。

因此，有规律、有节制的饮食，能够保证脾胃协调配合，有张有弛，保证食物消化、吸收的功能有节奏地进行并输布全身。如果饮食没有规律，或者饥饱无度，就会打乱胃肠消化的正常规律，久而久之，脾胃消化、吸收的功能失调，消化能力减弱，影响身体健康。

如何选择零食，能在消闲之中，得养生之益？

鲁迅是我们耳熟能详的大文豪，但或许你不知道，他特别喜欢吃零食，还专门写了一篇文章《零食》，文章里这样写道："上海的居民，原就喜欢吃零食。假使留心一听，则屋外叫卖零食者，总是'实繁有徒'。桂花白糖伦教糕，猪油白糖莲心粥，虾肉馄饨面，芝麻香蕉，南洋芒果，西路蜜橘，瓜子大王，还有蜜饯，橄榄，等等。只要胃口好，可以从早晨直吃到半夜，但胃口不好也不妨，因为这又不比肥鱼大肉，分量原是很少的。那功效，据说，是在消闲之中，得养生之益，而且味道好。"这里的小吃、点心、水果、干果等，在鲁迅眼里都是零食。

有人说零食还是少吃为好，因为吃多了影响正餐，还会导致肥胖、蛀牙等一系列问题。实际上，对于零食，没有必要闻之色变。吃零食的危害并非那么绝对，如果能掌握吃零食的原则，适当吃一些，可以在消闲之中，得养生之益。

起居篇

首先是吃零食的时间，最好是与正餐间隔2小时左右，这样胃就不会被塞得满满当当，影响消化。其次是零食的选择，各种新鲜水果，如胡萝卜、黄瓜、圣女果等可以直接生吃的蔬菜，以及原味坚果都是不错的零食，富含营养，有利于健康。最后，有些零食是要拒绝的，比如油炸、过甜、过咸、膨化食品等，虽然诱人，但要努力抵御诱惑。虽然我的零食我做主，但要知道怎么吃才能更健康，而不是跟着感觉随意走！

不吃或少吃主食要不得

不知你身边是否有这样的人，谈主食色变，不吃或少吃主食似乎成了减肥宝典。其实，合理的饮食结构是保证身体健康的基本条件。《素问·脏气法时论》曰："五谷为养，五果为助，五畜为益，五菜为充，气味合而服之，以补精益气。"这里强调的就是日常饮食要多样化，营养要均衡。

"五谷为养"是指要以粳米、小豆、麦、大豆、黄黍等谷物作为主食，它们是维持身体健康的基本营养来源。现在一般泛指各种主食，或者称为五谷杂粮。谷类或者豆类食品，是人体所必需的最主要的养分。

"五果为助"指的是以桃、李、杏、栗、枣等多种鲜果、干果、坚果作为身体营养的补充。现在一般泛指水果或瓜果食品，含有丰富的维生素、微量元素和食物纤维，还有一部分植物蛋白。坚果类包括花生、核桃、瓜子、杏仁等，所含的蛋白质类似豆类，能够弥补谷类蛋白质的不足。

"五畜为益"指的是牛、犬、羊、猪、鸡等禽畜肉食，对人体有补益的作用，能补充五谷主食营养的不足，是平衡饮食营养的主要辅助。

"五菜为充"指的是葵、韭、薤、藿、葱等蔬菜。除了葵菜，其他的几种菜气味是比较大的，分别对应各个脏腑，通过其酸、苦、甘、辛、咸的性味来调节脏腑的气机。

平衡主食与副食、荤菜与素菜、瓜果和蔬菜，每顿饭都要吃一定量的五谷杂粮，才能保持合理营养，利于身体健康。

duō yǐn shuǐ　　shū guǒ hǎo
多 饮 水， 蔬 果 好，
shèn yóu nì　　táng yán shǎo
慎 油 腻， 糖 盐 少。

意 释

健康的饮食习惯除了要饮食规律、营养均衡外，还需要注意一些小的细节。

早在两千多年前，《黄帝内经》就强调养生需要"食饮有节，起居有常，不妄作劳""高粱之变，足生大疔"。食饮有节，说的就是要合理进食、合理饮水，注意节制。此外，饮食宜清淡，不宜过多肥甘厚味。

好好喝水

我们都知道，地球上有水的地方就有生命，一切生命的活动都离不开水，人也是如此。人的身体结构里70%以上是水，如果水损失超过20%，就会有生命危险。水是我们生命活动中最基本的物质，对于维持正常的生理活动非常重要。所以要想身体好，就一定要好好喝水。

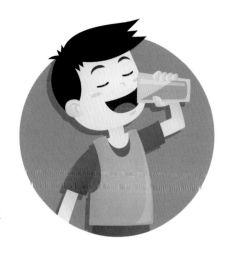

也许你会觉得这个话题很可笑，谁还不会喝水呢？渴了就喝呗，这还有啥讲究的呢？那咱们先看看你有没有下面这些喝水的误区吧。

误区一，口渴了才喝水，不口渴就是身体里不缺水，不需要喝。其实，我们要养成主动喝水的习惯，每天至少要喝1 200毫升水，就是我们常说的6杯水。当然，喝水是不是足量，是不能一概而论的。当天气炎热或者出汗较多的时候，就要适当多喝一些，补充体内丢失的水分。

误区二，饮料品类繁多，口感酸酸甜甜，也很解渴，可以不用喝水，只喝饮料就够了。要知道，市面上的普通饮料一般含糖较多，还有不少食品添加剂、防腐剂，喝的时候感觉挺解渴，但长此以往身体会出现各种各样的问题，所以绝对不能用饮料代替水。

误区三，喝水越多越好，能排毒，尤其是早上要空腹喝一大杯淡盐水。任何事情都需要有一个度，物极必反，喝水也是一样，我们说需要多喝水，同样要适度，尤其是要根据个人情况及季节等进行调整。晨起时人体经过整夜睡眠，体内的水分消耗较多，这个时候再补充盐水，会加重脱水，更加口干。所以淡盐水适合剧烈运动或者大汗后饮用，目的是补充体内丢失的水分和钠，而不适合清晨喝。

避免饮食的两个极端

根据调查研究，目前很多小学生、中学生发现有2型糖尿病早期倾向，糖尿病、高血压已经不再是中老年人的专属，发病年龄越来越提前。究其原因，很多是与饮食习惯有关。有这样一个案例，某医院营养科门诊接诊了一名4岁的男孩，竟然查出高血糖和脂肪肝。问诊发现他只喜欢吃肉，不爱吃蔬菜，而且非常喜欢喝加了甜味添加剂的牛奶。而这种牛奶算不上营养意义上的牛奶，仅仅是调制乳，长期饮用这些含人工精制糖的饮料和调制乳，就会引发高血糖、高血压等慢性代谢性疾病。我们在选择牛奶时，要首选纯牛奶和没有添加剂的酸奶。

《素问·生气通天论》中有这样一句话："高粱之变，足生大疔，受如持虚。"《素问·奇病论》指出："肥者令人内热，甘者令人中满，故其气上溢，转为消渴。"说的都是过食肥甘厚味的不良后果。长期进食高热量、脂肪含量高的食物，体内便会阳热内盛，日久则多发疔疮。因此，我们强调，日常饮食要清淡，不宜进食过多肥甘厚味。油炸食品、巧克力、各种甜品点心、饮料等，偶尔解馋可以，不要作为主要食物摄入。

与喜食肥甘厚味相反，还有另外一个饮食的极端，就是过度节食。很多青少年，尤其是女生因盲目减肥而节食，不按时吃早饭，中餐随便吃一点，以水果、蔬菜代替主食，这些都可能导致营养摄取不足，就是常说的营养不良，最终引发身体的很多问题，甚至影响身体发育。

要知道，体重标准，比如常用的体重指数（BMI）是针对成年人而言的，对青少年并不完全适用，所以不要只用某个特定的指标来衡量青少年的体重状况，要综合考虑多重因素。女孩的身体脂肪比例要高于男孩，这很正常，不要过分担心体重超标。

yī shì tǐ　suí jì tiáo
衣适体，随季调，

pín shài bèi　zhěn wù gāo
频晒被，枕勿高；

意释

衣服要适合自己的身体，随着季节的变化及时调整，要经常晾晒被子，枕头不要过高。

穿衣服是每天早上起来都要做的事，显得那么的平常。从审美的角度讲，穿上漂亮、彰显自己个性的衣服，总会让人心情愉悦。从服饰保健的角度讲，穿着冷暖适宜、清洁适体的衣服就是符合原则的。看起来很简单是不是，可怎么穿才是冷暖适宜呢？恐怕每个人的答案都不一样吧。

冷暖适宜要记牢

中医讲究衣服的厚薄要随时合度，所以"暑月不可全薄，寒时不可极厚"，说的就是穿衣服要符合季节特点。对成年人来说，自己应该穿多少衣服，一般早就有了经验，根据天气预报的温度随时调整即可。可对小朋友来说就不同了，因为要听从家长的安排。我们小时候经常听大人说："今天冷，多穿点衣服。"可问题就出在这句话上。多穿多少才够呢？不同人的标准不尽相同。同样是零度，如果是爷爷奶奶或者姥姥姥爷让孩子多穿点，那可能穿的是里三层外三层，保暖内衣加毛衣，外面再来件羽绒服，临出门还要加上厚厚的帽子和围巾。如果是爸爸妈妈让孩子多穿点，那可能穿的是卫衣加棉衣，如果衣服上带帽子，都不必再另外戴帽子了。那到底哪个才是正确的呢？其实中医早就给出了答案。

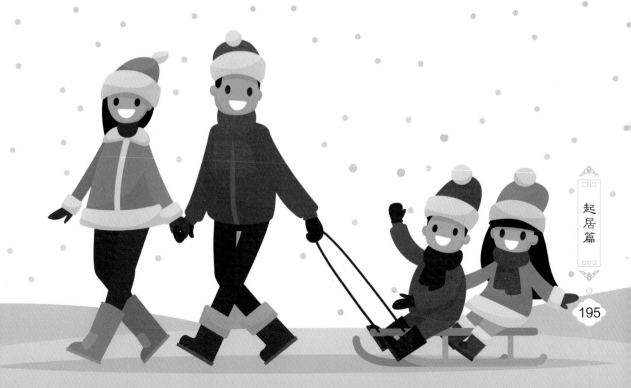

元代《活幼心书·决证诗赋》有云："四时欲得小儿安，常要一分饥与寒，但愿人皆依此法，自然诸疾不相干。"所以即便天冷，小孩子也不要穿得太厚，尤其是比爷爷奶奶、姥姥姥爷穿衣还厚，这就很不可取了。一般来讲，孩子穿衣服的厚度应该参考爸爸。

对老年人来说，由于身体的功能衰退，卫气不固，所以穿衣更应讲究。由于腹部喜暖，老人下元虚弱，应更注意保护腹部。古人会将艾草捶软了，均匀地铺在丝棉布上，制成肚兜，用针线细密地缝好，使艾草不会散乱，让老人睡觉的时候戴在腹部，可见古人的细致周到。

被子枕头讲究多

被子要轻柔、保暖、宽大。太重或太厚的被子会让人睡觉的时候气血不畅，且不利于呼吸，太轻或太薄的被子又达不到保暖的效果。有条件的家庭可以经常晾晒被子。我们每天都跟被子亲密接触，人体的汗液、皮屑或多或少会残留在被子上，晒一晒被子，能及时去掉湿气，有利于人体健康。天气晴朗，和风徐徐，趁着正午阳光很强的时候，可以把被子放在太阳下暴晒。但冬天一定要早点收被子，不然容易返

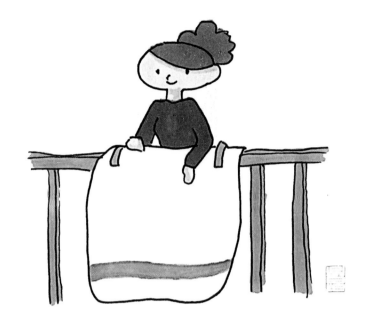

潮。大风天记得不要晒被子，因为大风不仅带来灰尘、花粉或其他有害物质，还会把被子弄脏。

晾晒被子讲究多，枕头的问题也不少。不知你是否听过"高枕无忧"这个成语，说的是枕着高高的枕头睡大觉，形容无忧无虑平安无事。"高枕"真的"无忧"吗？颈部可是人体最柔弱的部位之一，枕头的选择关乎颈椎的健康，要给予重视。枕头可不是"高"的才好，高度和枕芯都要选得恰当。中医认为，枕头太低，阳气受阻，难以达到头面部，未免让人头目昏眩；枕头太高，则颈项向后屈伸，就会造成脖子酸痛，导致转动不利。所以要仔细斟酌高低尺寸，让人侧卧的时候恰恰与肩齐平，仰卧也能感觉安然舒泰。现代科学也认为，枕头过高或过低均不佳，会妨碍颈部肌肉的自然放松，久而久之还会使肌肉韧

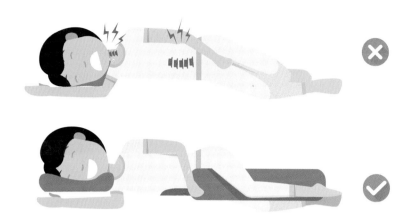

带软组织失去正常的张力和弹性，导致睡醒了脖子发僵，严重的还会导致颈椎病，故而要选择一拳或一拳半高的枕头为好。

现在枕芯的填充物五花八门，但总体原则是枕芯要有一定的通透性，有利于排汗、散热，始终保持干松，不可过于柔软。古代曾经流行药枕，有用菊花做枕头的记载，还有用茶叶填制的枕头、芍药枕、决明子枕、鸡冠花枕等，具有促进睡眠、治疗疾病的双重作用。枕头的长度也有讲究，稍长的枕头能保证翻身时不会限制在一个较小的范围里。而且人的头部属阳，比较怕热，若枕头过短，一翻身头就直接枕在床上，不能隔开睡眠中产生的热气，容易烦躁。看来，小小的枕头，古人也总结了许多学问，可见利害攸关。

cháng jié chǐ qín xǐ zǎo
常 洁 齿，勤 洗 澡，
hù shuāng mù rè pào jiǎo
护 双 目，热 泡 脚。

意释

人们在日常生活中，不仅要注意口腔卫生，经常刷牙漱口、清洁牙齿。还要注重个人卫生，常洗澡，时刻保持个人清洁和养生防护。除此之外，重视眼睛的养护、用热水泡脚也是个人起居养生中值得重视的环节。

刷牙漱口、洗澡、做眼保健操、热水泡脚，这些可以说是日常生活中非常简单，甚至经常被大家忽略的行为。但是，这些微不足道的行为，如果运用正确，并且持之以恒地进行下去，将会对人体产生巨大的保护作用。

起居篇

漱口刷牙清洁牙齿

口腔和牙齿是食物进入人体所经过的第一道关卡，通过牙齿咀嚼和口腔分泌适量的唾液，帮助食物消化，此外，牙齿与语言的发出、面容的美观等也有着非常密切的关系。值得注意的是，牙齿健康是人体健康的重要标志。中医认为，肾精能够生髓，髓能养骨，而"齿为骨之余"，即齿与骨同出一源，牙齿是由肾中精气所充养的，其生长和脱落与肾中精气的盛衰密切相关。因此，正常人的牙齿洁白润泽且坚固，是肾气旺盛、津液充足的表现。宋代医家杨仁斋在《仁斋直指方》中谈道："百物养生，莫先口齿。"认为养生须从牙齿保健开始，牙齿坚固、洁白，就不容易罹患疾病。保持良好的口腔卫生习惯，重视固齿保健方法，是养生保健的一项重要任务，自古以来便受

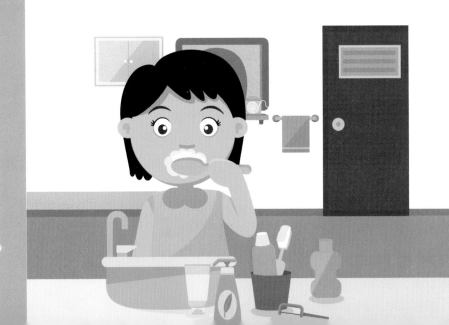

到人们的重视。

《红楼梦》多次记载了众人饭后和睡醒后漱口的情节，如第三回记载贾母设宴款待刚进贾府的林黛玉，饭后"各有丫鬟用小茶盘捧上茶来……（林黛玉）接了茶，早见人又捧过茶盂来，黛玉也照样漱了口。盥手毕，又捧上茶来，这方是吃的茶"。第五十六回贾宝玉做梦被袭人叫醒，"早有人捧过漱盂茶卤来漱了口"。用茶漱口，可以清除口中浊气，将残留在牙齿缝隙内的饭菜残渣清除，具有洁齿固齿的功效，是一种非常科学的口腔保健方法。中医古籍中也对漱口洁齿的内容多有描述，《诸病源候论》记载："食毕常漱口数过，不尔，使人病龋齿。"《备急千金要方》亦说："食毕当漱口数过，令人牙齿不败口香。"《本草纲目》记载："惟饮食后，浓茶漱口，既去烦腻而脾胃不知，且苦能坚齿消蠹，深得饮茶之妙。"

中医认为茶漱具有缓解油腻、清爽口腔、防治龋齿的功效。除了古人推崇的茶漱之外，漱口的方法还有很多，例如常见的用水漱口（水漱）、用口水漱口起到延年益寿作用的津漱、预防龋齿或咽炎等疾病的盐水漱，以及中药泡水漱等。除了漱口外，刷牙也是保持口腔清洁、保护牙龈、助其抗御病邪的好方法。要保证每天早晚各刷一次，选择磨毛、柔软、弹性好的牙刷，并掌握正确的刷牙方法。

我爱洗澡身体好

"形适外无恙，心恬内无忧。夜来新沐浴，肌发舒且柔。宽裁夹乌帽，厚絮长白裘。裘温裹我足，帽暖履我头。先进酒一杯，次举粥一瓯。半酣半饱时，四体春悠悠。"白居易在诗中描述了沐浴后感到肌肤舒畅、头发飘柔、肢体放松，心中其乐无穷，从中揭示出沐浴可以养生保健的医理。

沐浴，俗称洗澡，是保持个人卫生的必要手段。在古代，"沐"指洗头发，"浴"是洗身体。现代合为一词，包括洗头浴身在内。沐浴养生，顾名思义，即利用浴身的方法，强身健体，防治疾病。如《千金翼方·退居·养性》篇中记载："身数沐浴，务令洁净，则神安道胜也。"中医认为，根据沐浴方式的不同，可对人体分别起到发汗解表、祛风除湿、行气活血、舒筋活络、调和阴阳、振奋精神等作用。值得注意的是，自然界中的水、空气、阳光、泥沙等物质都可以作为沐浴的介质，如温泉浴，是应用一定

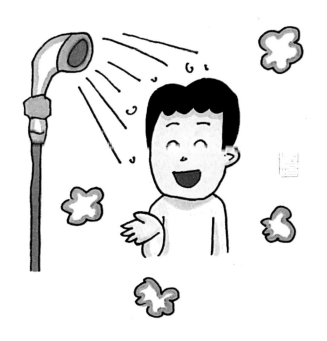

温度、压力和不同成分的矿泉水沐浴身体。中医学认为，温泉水有较高的温度并含有丰富的矿物质，用温泉水洗浴有温通经络、畅活气血、化瘀舒筋的功效，使人精神愉快、情志舒展，从而增强体质。明代医学家李时珍在《本草纲目》中把温泉分为硫黄泉、朱砂泉、矾石泉等不同性质的泉水，进一步指出温泉可以治疗"诸风筋骨挛缩，及肌皮顽痹，手足不遂，无眉发，疥癣诸疾"。

中医除了运用自然存在的物质进行沐浴外，还通过在沐浴时添加特定药物的方式治疗某些疾病。据记载，我国现存最早的医书长沙马王堆出土的帛书《五十二病方》中就有了药浴疗法的记载，如婴儿病痫方，取雷丸三颗，研后，以猪膏和之，置水中，搅匀沐浴，先从头开始，再及全身。清代养生家曹庭栋在《老老恒言》中非常推崇药浴，明确指出："枸杞煎汤具浴，令人不病不老。"药浴养生法与内服药一样，须遵循处方原则，根据个人的具体情况选配适当的中草药，再通过现代加工等方式予以使用。

日常生活中，洗澡可以说是最便捷的沐浴养生方式。这种方式虽然为人们所熟悉，但从养生角度看来，应该注意一些宜忌。唐代名医孙思邈对此内容早有详述，他提出：洗澡尤其洗热水澡次数不宜过多；洗浴时要在密闭空间，避免风寒邪气侵袭人体；水温要适当；出汗后不要洗冷水浴，否则可能损伤心包；不要在饥饿和饱食后洗头；洗头后不要立即睡眠，须少量进食，否则令人"心虚"等。上述内容在当今仍有参考价值，值得借鉴。

保护眼睛三妙招

三月，春回大地，万物复苏。在热闹的南京街市上开展了庆春游艺活动，街道及周围的商铺酒楼挤满了看客，热闹非凡。在"兑换金珠"商铺中，坐着一位老者，他戴着眼镜一面照看着生意，一面欣赏眼前的杂技表演。这是被称为"明代清明上河图"的《南都繁会景物图》所描绘的场景。它不仅再现了明代南京城的繁华与市民生活的景象，更展现了明朝时期眼镜已流传到中国的历史。

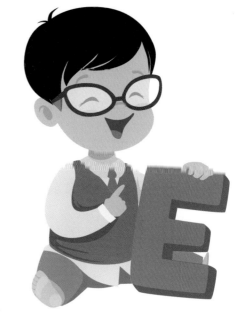

古人也有近视。唐朝诗人白居易《眼暗》诗写道："早年勤倦看书苦，晚岁悲伤出泪多。眼损不知都自取，病成方悟欲如何？夜昏乍似灯将灭，朝暗长疑镜未磨。千药万方治不得，唯应闭目学头陀！"

近视，我国古代称"能近怯远症"。中医认为眼睛为五脏六腑精华所聚，受肝血的濡养，肝血不足则可能出现视近清晰、视远模糊的症候。肝火上炎，则出现目赤肿痛、眼睛痒涩、多泪等表现。自古至今，中医学流传下来许多眼部防病保健方法，现选取日常生活中简单易行的三种方法进行介绍。

首先是运睛。唐代孙思邈在"养生十三法"中提出了"目宜常运"的观点。古代医家另有"睛宜常运，运之常清"的观点，称为运睛，即转动眼球。

明朝龚居中《红炉点雪》中明确记载了"运睛除眼害"的方法："虚静趺坐，凝息升身，双目轮转十二数，紧闭即开，大睁逐气，每夜行五七次，瘴翳自散，光明倍常。"即每晚静心安坐闭目，让眼球转动5～7次，每次转12圈，可预防与治疗眼病。

其次是按摩。其原理是通过按摩手法刺激头面部穴位，疏通经络，调和气血，从而增强眼部相关肌肉的血液循环，达到恢复眼部健康的效果。如《圣济总录》记载："常欲以手按目近鼻之两眦，闭气为之，气通即止，终而复始。常行之，眼能洞见。"日常生活中，可以通过做眼保健操的方式，如按揉两眼内眦部（睛明穴）、眉中心的凹陷处（鱼腰穴）、眉梢外侧凹陷处（丝竹空穴）、眼眶下和太阳穴等位置，对眼睛进行养护。

最后，是养成用眼好习惯。《素问》言："久视伤血。"久视、妄视耗血伤神，所以历代养生家主张"目不久视""目不妄视"。日常生活中，应该养成良好的用眼习惯，如看书、写作、看电视、看手机的时间不宜过久，出现视力疲劳时，可以眺望远处景物休息。《养生四要》指出养目和养神是密切相关的："目者，神之舍也，目宜常瞑，瞑则不昏。"目之神应内守，才有益于形神协调。在工作或学习一段时间后，应该到环境相对安静的地方全身放松，排除杂念，使心境平和，闭目养神3~5分钟。除此之外，保证充足的休息时间、用眼时眼睛与书本或电子设备保持适当距离、注意生活场景的光线和用眼卫生等，也是保持良好用眼习惯的重要环节。

热水泡脚养生法宝

民间谚语说："春天洗脚，升阳固脱；夏天洗脚，湿邪乃除；秋天洗脚，肺腑润育；冬天洗脚，丹田和暖。"大文豪苏东坡的《夜卧濯足》将睡前泡脚的过程进行了诗化描写：没膝的瓦盆中盛满了热水，坐在凳子上把脚伸进去，因为水很烫，脚一接触水面就得马上离开，等稍凉一会儿，再将脚投到水中，在灯影下，这种反复在水中缩脚投足的样子，仿若猎鹰捕食的场景。

泡脚又称足浴，是将双足浸泡在温度适宜的水或药液中，这种治疗方法属于中医外治法的范畴，至今已有千余年历史。《黄帝内经》认为，阴脉集于足下，而聚于足心，谓经脉之行，三经皆起于足，意思是指足为三阴经（肝、脾、肾）的起点，也是三阳经（胃、胆、膀胱）的止点，与全身各脏腑经络联系密切，脏腑的生理和病理信息存在于足部反射区中。

若能坚持用热水泡脚或在水中加入相应中药泡脚，在热力和药力的双重作用下，长期刺激脚部穴位，作用于相关脏腑，可起到促进气血运行、温煦脏腑、通经活络、消除疲劳、改善睡眠、促进新陈代谢等作用，从而达到强身健体、祛除病邪的目的。如

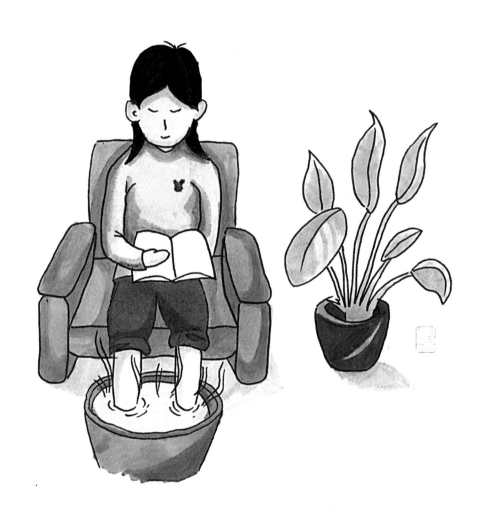

吴师机在《理瀹骈文》中道："临卧濯足，三阴皆起于足，指寒又从足心入，濯之所以温阴，而却寒也。"明确指出泡脚可以祛除人体的寒气。

你知道吗？泡脚不仅仅是将双脚浸泡在热水中这么简单的一件事，它有许多注意事项需要遵守。例如泡脚时间以睡前 1 小时为佳，泡脚时长约 20 分钟。泡脚时以热水没过踝部为好，有利于血液循环。水温并不是越热越能达到养生效果，应为 40℃左右，使人微微出汗为宜。温度过高会烫伤皮肤，或者因血液循环过快引发虚脱。在泡脚过程中如遇头晕乏力、胸闷气短等症状，应该马上停止泡脚，症状加重要及时就医。心脑血管疾病、糖尿病患者等不建议盲目用热水泡脚。

shàn yùn dòng　ài sī kǎo
善 运 动，爱 思 考，
shǎo fán yōu　jiè jí zào
少 烦 忧，戒 急 躁。

意 释

多运动是人体健康的必要条件，坚持体育锻炼，才能保持身体的活力；同理，多学习、勤思考才能保持大脑的活力。心理健康也是现代健康观念的重要组成部分，减少烦躁等不良情绪的影响，才能开心。

五禽戏是哪出"戏"？

传说在三国时期，著名医学家华佗看到一个小孩抓着门闩来回荡着玩耍，便联想起"户枢不蠹，流水不腐"的道理。于是他天天早早起来，在庭院里活动，伸伸胳膊抬抬腿，扭扭脖子弯弯腰。一有空，他就研究活动身体的方法，在实践中创编了一套健身体操"五禽戏"。模仿虎的凶猛扑动、鹿的伸展头颈、熊的沉稳走爬、猿的机灵纵跳、鸟的展翅飞翔等一系列动作，达到提高身体素质、延年益寿

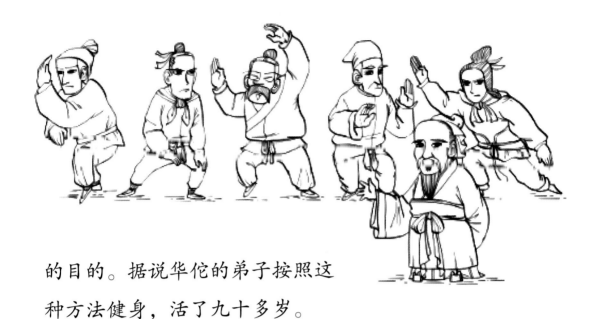

的目的。据说华佗的弟子按照这种方法健身，活了九十多岁。

这五种动物，可不是随便选的。华佗的选择对应了五行，跟五脏有关。

虎对应木，主肝。猛虎扑食，威生于爪，要力达指尖，神发于目，要虎视眈眈。爪甲与目皆属肝，所以虎戏可以起到舒筋、养肝、明目的作用。经常练习自然使肝气舒畅，使肝系疾病与不适得到缓解。

鹿对应水，主肾。鹿抵时，腰部左右扭动，腰为肾之府，通过腰部的活动锻炼，可以刺激肾脏，起到壮腰强肾的作用，主补一身之阳气。

熊对应土，主脾。熊晃时，身体左右晃动，可调理中焦、健脾和胃。经常练习熊戏，可使不思饮食、腹胀腹痛、便秘等症状得到缓解。

猿对应火，主心。猿提时，手臂夹于胸前，收腋，手臂内侧有心经循行，通过练习猿提动作可以使心经血脉通畅。心主血脉，常练猿戏可以改善心悸、心慌、失眠多梦、盗汗、肢冷等症状。

鸟对应金，主肺。鸟戏主要是上肢的升降、胸廓的开合，可直接促进肺的吐故纳新。常练鸟戏，可以增强人体呼吸功能，使胸闷气短、鼻塞流涕等症状得到缓解。

除五禽戏外，还有很多传统的运动养生方法，比如八段锦、易筋经、太极拳等。早在春秋战国时期，中国古人就已经把体育运动作为健身、防病的重要手段。每种中医体操的理论都与人体的阴阳、五脏、气血密切相关，坚持练习，以求达到"阴平阳秘"的状态，五脏调和，气血通畅，健康长寿。

中医学历来重视"动"在养生学中的重要意义，认为"一身动则一身强""动则不衰"，这与现代医学"生命在于运动"的认识是一致的。适度体育运动可以使生活充满活力、乐趣，有助于建立生活规律和秩序、提高睡眠质量、保证休息充足、提高工作效率，同时，可以提高人体的适应能力和代偿功能，增强对疾病的抵抗力。总之，运动可以使人健全体魄、防病防老、延长寿命。

什么东西最"补脑"？

核桃、芝麻、牛油果，还是蜂王浆等保健品？

其实都不是。

最补脑的是知识！是学习！是思考！

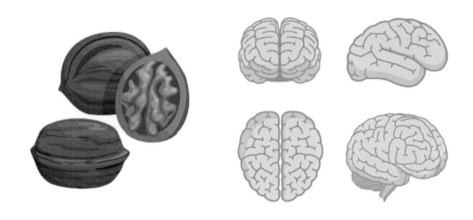

我们每天都要用到大脑，但直到现在，人类对大脑的了解远不及身体其他器官。

不过有一点很明确，不管处于什么年龄阶段，都要通过不断思考这一行为来"补脑"，才能让它更长久地保持健康和活力。

"用进废退"的观点最早由法国生物学家拉马克提出，他在《动物的哲学》中认为生物在新环境的直接影响下，习性改变，某些经常使用的器官发达增大，不经常使用的器官逐渐退化，并认为适应是生物进化的主要过程。

学习新事物时，你知道大脑会发生什么吗？

成长！新的脑细胞会生长，建立称为"突触"的连接。消息从一个细胞传递到另一个细胞。这些连接是脆弱的，也会消失。但是你对于某项技能练习得越多或对某个话题讨论得越多，连接就会越紧密。这有助于你记住所学的东西。在人的一生中，永远都能学到新东西。研究表明，出租车司机大脑中控制方向、记忆路线的部分比公交车司机要强大，就是因为他们必须记住更多城市街道、建筑而不是固定路线。

所以，这句话不是危言耸听——对大脑来说，要么使用它，要么失去它。

你会如何选择呢？

假如⋯⋯

假如你与他人大吵一架，气得火冒三丈，你会心跳加速，感到胸闷、憋气、头痛，觉得体内有一股火在烧，不知什么在往上涌。如果已经感冒了或者有其他身体不适，争执会使你的自我修复能力比其他人减慢许多。

假如你因为考试失败而情绪低落，这时体内的神经递质分泌会有变化，血清素和多巴胺都会降低。这两个都是大脑中跟快乐有关的神经递质，心情好时，它们的含量就高一些，反之就低。除此之外，血清素的另一个重要功能就是帮助降低痛感，所以人在不开心时可能会伴有各种奇奇怪怪无缘无故的疼痛。

假如爸爸在单位因为业绩不佳被领导批评，回到家看到沙发上跳来跳去的孩子，于是怒从心头起，臭骂一顿；孩子心里窝火，于是一脚踹向窝在茶几边睡觉的小猫……这就是心理学上著名的"踢猫效应"，描绘的是一种典型的坏情绪的传染，由强者传向弱者，最弱小的便成了牺牲品。

假如你开心大笑，那么你体内能够令人心情振奋的 β－内啡肽会增加分泌，帮助睡眠和细胞修复的人体生长激素含量也会随之提高。哪怕只是想笑而没笑出声来，也能够抑制与情绪低落相关的皮质醇和肾上腺素的分泌。人在大笑的同时会压抑住许多不必要的压力，心脏病发病率也会因此降低。

中医理论认为，疾病是由于外感六淫和内伤七情而发生的。前者是外因，后者是内因。七情就是情绪的各种变化，包括喜、怒、忧、思、悲、恐、惊。七情过激人就会得病。现代医学有充分的临床资料和试验证据表明，情绪活动可以通过影响神经系统、内分泌系统和免疫系统的生理功能而导致疾病的发生。

很多慢性病与情绪焦躁、心态不平衡有关。开朗的性格、平和的心态是健康长寿的根本所在。

情绪的调节真的会影响到健康。笑一笑十年少，愁一愁白了头。古人诚不欺我！

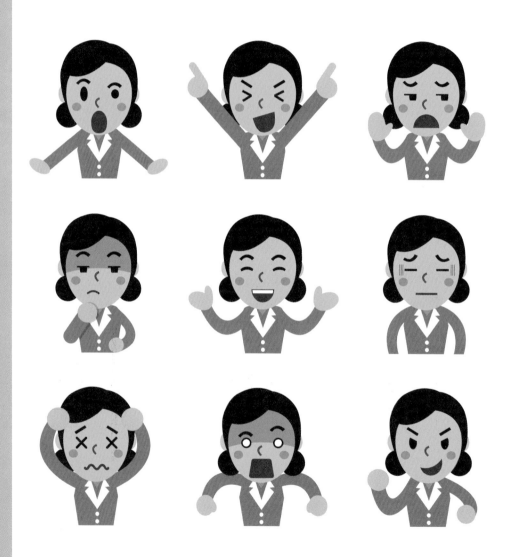

qín qí lè guǎng ài hào

琴棋乐，广爱好，

yóu tiān dì lè táo táo

游天地，乐陶陶。

意释

琴棋书画不仅是修养和才能，更是爱好。良好的爱好，会使你的生活充满欢乐。畅游天下，可以开阔视野，祖国的名山大川会让我们心旷神怡，对身体健康也是大有裨益呢。

"琴棋书画"是指什么？

琴棋书画，又称"四艺"，因为是古代文人雅士、上流社会的士大夫修身所必需的技能，所以也被称为"文人四友"。古代很多名门闺秀也是个中高手。而现在，琴棋书画拿得出手，也是高雅的象征。

琴 现称"古琴"，也称"七弦琴"，是在孔子时期就很盛行的乐器，距今至少有三千年历史，是我国最早的弹拨乐器之一。琴的创造者不详，根据文献记录有"舜作五弦之琴以歌南风""神农作琴"等多种说法。现在说的"琴"泛指中国各种民乐，如胡琴、月琴、箫、筝、琵琶、笛等，广泛来讲，钢琴、小提琴等西洋乐器也算。引申来讲，就是懂音律、会演奏乐器的意思。

棋　在古代主要指围棋，围棋在古代称为"弈"，意思是"你投一子，我投一子"。围棋是一种以包围和反包围战术决出胜负的棋戏，相传为帝尧所作，春秋战国时期即有记载。隋唐时经朝鲜传入日本，流传到欧美各国。围棋蕴含着中华文化的丰富内涵，是中华文化和文明的体现。研究表明，围棋对于思维训练有很大好处，因此现在很多小朋友也在学习。

书　指书法，想必大家都不陌生，是汉字的书写艺术，是一种很独特的视觉艺术。书法能够把书写者个人的生活感受、学识、个性、修养等默默地折射出来，所以有"字如其人""书为心画"的说法。

画　指国画，主要是用毛笔蘸水、墨、彩，在帛或宣纸上作画的一种中国传统绘画。国画的题材丰富，主要分为人物画、山水画、花鸟画。这三种题材其实概括了宇宙和生命的三个方面：山水画整合人与自然，代表了人与自然之间的关系；花鸟画表达自然与人和谐相处；人物画描绘人类社会和人类之间的关系。

琴棋书画不仅是修养，也可以是爱好。爱好是人所不可或缺的，对人的需求是一种满足、调剂与丰富，可以给人一种对快乐的期望与满足。有人曾说："为了您的身心健康，请培养至少一种爱好，而健康的身心正是快乐的唯一依托与内在体现。"

画画也能治病吗？

相传明代大才子郑板桥，博闻多才，满腹经纶。但他性格孤傲，既不会逢迎讨好，也不愿随波逐流，所以生活清苦。兼之心忧天下，于是患了肝气郁结之证，常感胸闷不适、胁肋隐痛、胃口不佳，眼看着一天天消瘦下去。家人请医生来诊治，可他索性连医生也不愿见。

一天，见窗外疾风下的竹子仍然枝节坚韧、不屈不挠，不觉触动了他的灵感，遂取来纸笔砚墨，画下了一幅清雅坚劲的竹图。画毕，自赏自叹，时常玩味，喜爱不已。从此他经常画竹，过了些日子，郑板桥渐渐觉得胸膈宽松，胁肋隐痛慢慢消失，吃饭也有了胃口，气色竟转为红润而有光泽。

恰巧好友张衡来探病，见郑板桥全无病态，诧异地问："你这是用了什么灵丹妙药啊？"郑道："就是每天画画竹子而已。"张略懂医道，沉思片刻便顿悟了。中医理论中，肝主疏泄气机，郑板桥怀才不遇、忧国忧民，日久肝失疏泄，气机郁结而不行，才有胸闷、叹息和肝脾不和的一系列表现。现在每天画竹子，一来是自己的爱好，精神有所寄托和转移，感情上得以宣泄；二来肝在五行属木，每天仔细品味竹子舒畅的神姿，体内的气机随之舒畅；三来运气作画调动了体内气机，也使肝气慢慢疏泄。这便是画竹解肝郁的道理所在。

"行万里路"与"走一万步"

看似都是用脚在"走"，目的却截然不同。"走一万步"是为了身体而锻炼，而"行万里路"是为了人生而积淀！

人类的祖先，从树上到地面，从弯曲到直立，双腿直立行走的出现为人类之后的昌盛奠定了基础。在初期行走是为了获得更多的食物，为了寻找安全的栖息地，也是为了开阔眼界、学到新的知识和技能。

重温历史，孔子周游列国，宣传儒家思想以印证所学；司马迁到过东海之滨，探过大禹的居处，搜集了大量的资料，终于写成了被赞为"史家之绝唱，无韵之《离骚》"的不朽史书《史记》；杜甫青年时北游齐赵，写下"会当凌绝顶，一览众山小"，引起了多少人对"五岳独尊"的向往。还有徐霞客、马可波罗、达尔文、哥伦布等都是靠"行路"写出了宏伟巨著或取得了重大发现。展望未来，中国的登月计划正一步步实现，人类对宇宙的探索一次次加深，我们要行的路，不断延伸至未知空间，这是生而为人的不灭追求。

畅游祖国大好河山，让我们的身心接受一次最美好的洗礼。人们生活在现代社会，特别是在大城市

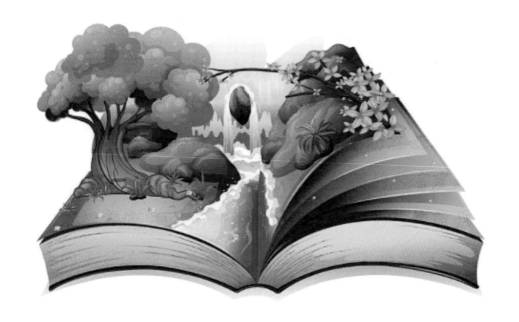

中，噪音、大气污染和人群的拥挤，给健康带来了许多不良影响。旅游是一种健康的调节方式。到大自然的怀抱中去，欣赏青山绿水，使身心得到彻底休息，可以驱散愁闷和抑郁，调节心情，祛除疼痛，使人的身心接受一次美好的洗礼。

旅途中登高、漫游、泛舟、骑车，一路上呼吸新鲜空气，可以增强呼吸系统的功能，使肺活量增加；原野、森林、草地的自然绿色适于人们的视觉，可以保持眼内调节肌肉的舒缩灵活而不致僵化；旅途中机体获得大量的新鲜空气和氧气，可增强心血管系统的功能，提高血氧含量，有效加强机体免疫功能；冬去春来，阳气上升，浊气下降，田园郊野蓬勃的生机能提高大脑和中枢神经系统的功能。

毕淑敏旅行散文代表作《蓝色天堂》告诉我们旅行的多个理由：远方有故事；旅游是为了看到不同的景物，激发自己的荷尔蒙；旅游是为了能吃到不同的食物；旅游是为了看不同的文化；旅游是为了心灵的释放；旅游是为了追寻某种在社会里已经遗失的东西；旅游是为了跟三两好友共同度过一段美丽的时光……

游于天地间，会让我们喜滋滋、乐陶陶。

shàn tiáo yǎng bìng nán rǎo

善 调 养，病 难 扰；

qín xué yè jìng shī lǎo

勤 学 业，敬 师 老。

意 释

好好调养身体，疾病就难以有机会侵扰。平时学习要勤奋，要尊敬老师和长辈。

生病难受的时候你是否想过，如果可以一辈子不生病该多好呀。可实际上这几乎是不可能的，人吃五谷杂粮，难免会有病痛。而且俗话说得好，病来如山倒，病去如抽丝，病后康复可能是一个很漫长的过程。但只要我们了解一些中医知识，生病后善加调养，就可以康复得快一些。《素问·至真要大论》强调："谨察阴阳所在而调之，以平为期"，说的是在诊病之时，医生应该认真细致地审察阴阳病变的所在，加以调整，以达到阴阳平衡的目的。不只看病如此，养生康复也是这样，要视情况调和阴阳，使其平衡，以尽快恢复健康。

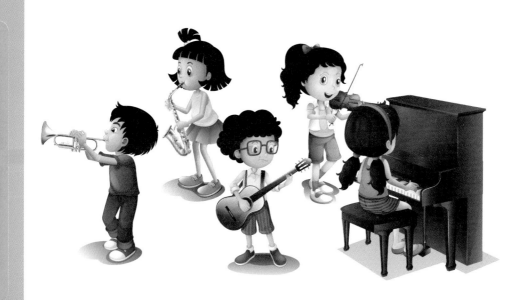

调养身心

想要将人体调节到平衡的状态，中医有很多种方法。最常见的如四季衣服的增减，天寒时衣厚，天热则衣薄，从而保持内外阴阳平衡。又如饮食，秋冬多温热，春夏多清凉。食物有多种味，如酸、苦、甘、辛、咸、淡、涩，每种味有相应的调节作用。其中，苦味的食物有泻热坚阴、燥湿降逆的功能，夏天可适当吃苦瓜以清暑涤热；甘淡的食物，如山药，大多具有滋补健脾的作用，脾胃虚弱的人适当摄取具有补益作用。通过食物的偏性去调整人体脏腑阴阳的盛衰，可起到一定的治疗或康复作用。

另外，还有情志调节，《素问》中提到，"暴喜伤阳""暴怒伤阴"，表明喜怒不节有伤阴阳之和，故控制喜怒也是调和阴阳的一部分。调节情志的方法很多，如陶冶法，通过各种情趣高雅、动静相参的娱乐活动，怡养心志，舒畅情怀，进而达到调节情志的目的。陶冶法包括音乐欣赏、书法绘画、种花养鸟、下棋垂钓、外出旅游等。在诸多方法中，音乐欣赏比较容易实践，对陶冶情志非常有益。音乐通过旋律、节奏、音区、音色、和声、调式等音乐语言，表达人们的思想感情，对人的情志活动具有特殊的感染力。早在《黄帝内经》中，就深刻意识到音乐对调节情志的特殊作用，并将其引入医学领域。《灵枢·五音五味》明确记载了五音对人的影响。历代著名医学家也多通晓音律，他们认识到音乐有流通血脉、动荡精神、以和正心的作用。优美的旋律，会使人心情愉快，调和心烦意乱的心绪，缓解全身不适，起到有益身心健康的作用。

勤勉敬老

关于勤奋，有很多我们耳熟能详的句子，"书山有路勤为径""业精于勤而荒于嬉"等。这是因为中华民族是崇尚勤奋的民族，我们认为只要勤奋求索，就会有所收获，对年轻人来说尤其如此。作为晚辈，勤于学业的同时，还应掌握一定的养生知识，让敬老爱亲有的放矢。

《重庆堂随笔》中提到，"然药以扶老，使之康健而少病，未始非怡情养志之先务，虽以药扶老，实以孝治人耳。"意思是说，虽然服药可以祛除老人的疾病，但子女行孝才是对老年人健康最有益的。作为晚辈，主动了解老年人的需求、关心体贴老人是非常重要的。《养老奉亲书·性气好嗜》言："老人孤僻，易于伤感，才觉孤寂，便生郁闷"，因此应"常令人随侍左右，不可令孤坐独寝"。老人的思想多倾向于保守，尤其性格孤僻郁闷的老人，需要用心陪伴以消除其郁闷、孤寂等不良情绪。还要尊重老年人的生活习惯和性格特点，使老者感知晚辈的孝养之心，以达到孝亲养老、延年益寿的目的。

yì xiān xián   duō rén xiào

忆先贤，多仁考，

jì shì xīn   yǒng chēng dào

济世心，永 称 道。

意释

回顾医学发展的历史，有很多医学界的前辈前赴后继，他们精湛的医术、深邃的哲学气息与高尚的品德永远值得后人记忆与称赞。

"仁"是儒家学派道德规范的最高原则，是孔子思想体系的理论核心。"仁"最初是指人与人之间的一种亲善关系，儒家的仁义思想要求，社会中的每个成员都要做对社会或别人有利的事情。作为"活人之术"的医术能够解除疾苦，符合儒学中的仁义思想，因此医术又被称为"仁术"。在"仁术"思想的影响下，许多医家通过行医践行治病救人的仁爱思想，而且儒学的仁义思想也一直作为古代医家职业道

名医篇

227

德规范的标准，约束着医家的行为；众多儒士也将学习医学作为自己的业余爱好，当从政无门时，多转而投身医学，正是因为他们看到医学可以给大众带来广泛的福祉，其作用与"德政"相当，可以通过医学活动来实现自己"仁义"的人生理想，"不为良相，便为良医"就是这种思想的写照。

"和"是中国传统文化的重要构成要素之一。儒家认为，和是人与自然、人与社会、人与人、身和心共处的根本。中医学将"和"用于探索生命，主要表现为天人合一的整体观、阴阳平衡的健康观、调和致中的治疗观，以及医患信和、同道谦和的道德观。古代医家尤其强调，医生要有恬静淡然的心态，不为名利所累，品行端正。医者在行医的过程中，要取得患者的信任，敢于对患者的身体健康承担责任，以达到医患和谐的目的。

对待患者要如同对待自己的亲人，言语温和，态度有礼有节，不要妄自尊大，平等对待患者。对待同道也要体现礼让谦和、顾全大局的内在修养。同道之间要打破门户之见，互相取长补短，不攻击诽谤同道以炫耀自己。

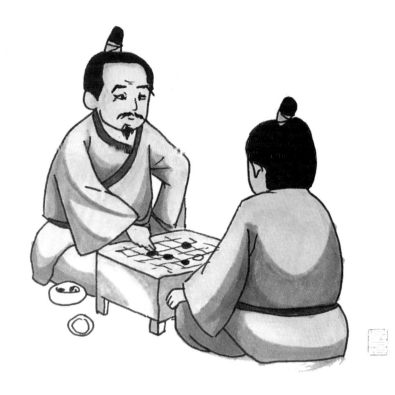

　　在古代要成为一名大医，不仅要精通医学典籍，还要博览群书，如四书五经、诸子百家、历史天文地理等书籍，加强自身修养。

　　孙思邈在《大医精诚》中指出，学医必须博极医源，精勤不倦。说明做医生首先要精通医道，具备严谨、精细而又学识广博的才能。只有专心致志，留意钻研，善于思考，明辨真理，勤于实践，持之以恒，才能对各种病症了如指掌。

biǎn què yóu　mín kuā hǎo
扁鹊游，民夸好，
nèi fù ér　jiē tōng xiǎo
内妇儿，皆通晓；

意释

扁鹊是我国历史上第一位有正式传记的医家，他精通临证各科，长期在民间行医，治好了无数患者，为后世所称赞。

据《史记》记载，扁鹊是渤海郡人，姓秦，名越人。年轻时扁鹊做旅馆的主管，一位名为长桑君的客人来到旅馆，扁鹊认为他是非常奇特的人，恭恭敬敬地对待他。一天，长桑君把扁鹊叫来，告诉扁鹊他有一些治病的秘方，想传授给他。扁鹊欣然同意。于是长桑君便将私藏的医学秘籍传给了扁鹊。据说，长桑君还赠予扁鹊一种神奇的药物，嘱咐他连续三十天用露水冲服。服药后扁鹊便拥有了一双能够透视人体五脏六腑的"透视眼"！

扁鹊来往于当时各诸侯国之间，齐、赵、宋、卫、秦等地都有他的足迹。扁鹊路过邯郸时，听闻这里的人尊重妇女，便专门为妇女诊治疾病；路过洛阳，知道这里的人尤其敬爱老人，便专门为老年人看病；路过咸阳，得知这里的人喜爱小儿，就以治小儿病为主。他能密切结合具体情况，切实运用自身高超的医术来诊治疾病，自然受到民众的深切爱戴。

司马迁在《史记》中记载了三则扁鹊诊病的故事。

不医自愈：赵国掌握大权的赵简子病重，已昏迷不醒五天，亲朋大臣都非常担心，就请扁鹊来诊治。诊脉后，扁鹊确信脉象很好，没有问题。又了解到当时国内政治斗争非常激烈，于是断定赵简子的"病"是由于过度劳心而出现的昏睡，断言不用治疗，三天内会自然清醒。后来事实证明了扁鹊的"神"断。

起死回生：扁鹊路经虢国，听说虢太子暴亡，正准备埋葬。宫里有人告诉扁鹊，太子在鸡鸣时起床后到宫院习练刀枪，突然栽倒在地，不治身亡。扁鹊听罢，沉思片刻，告诉宫里人，如果摸到太子大腿内侧还有体温，那人还有救。宫中内侍果然摸到太子大腿内侧尚有余温，正如扁鹊所言，便急忙请扁鹊进

宫救治。扁鹊切脉后，认
为太子并没有死，于是针
刺相关穴位，太子渐渐地
苏醒了过来。继而扁鹊又
熨敷了太子两肋之下，不
一会儿，太子便能坐起来
了。在场的人都惊叹不

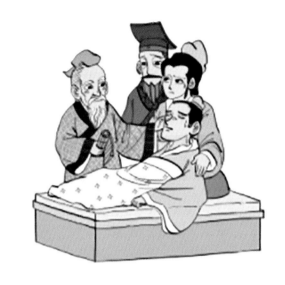

已。又经过二十多天服药调理，太子恢复了健康。

　　望而知之：扁鹊路过齐国，齐桓侯招待他。拜
见时，扁鹊说："大王患病，不治会加重。"齐桓侯
说："我没病。"扁鹊出去后，桓侯对左右人说："医
生好利，想拿治疗没病的人来邀功。"过了五天，扁
鹊再见桓侯，说："您的病已经开始深入体内了！"
齐桓侯不予理会。后来扁鹊又见了齐桓侯两次，每次
均通过望诊提醒他病情已日渐加重。齐桓侯非常生
气，始终没有理睬扁鹊。最终，齐桓侯病发，情况危
急之时才想起扁鹊，此时扁鹊知道齐桓侯的病已无法
医治，早已离开了齐国，齐桓侯最终病故。

hàn huà tuó shǒu shù zǎo

汉华佗，手术早，

chuán yǔ jīn jì yì gāo

传古今，技艺高；

意释

华佗是我国东汉时期著名的医学家，又名旉，拥有精湛的手术技艺，被誉为中医"外科鼻祖"。

华佗能够顺利完成手术的秘诀就是麻沸散！治疗前，他先让患者用酒送服麻沸散，服药后患者便如醉酒般沉睡。此时，华佗就可以完成胸腹部较大的外科手术。

麻沸散到底是什么药呢？虽然《后汉书》中没有详细记载其药物组成与使用方法，但通过后来一些古代医学文献中对具有麻醉作用药物的记载，大致可以猜测其基本成分，主要包括乌头、附子、莨菪子、闹羊花、曼陀罗花等。这些药物在文献记载中均属于"有毒"的药物，需要严格控制使用剂量。现代医学研究显示，这些"毒药"对人类的神经系统有麻痹作用，可以使人出现幻觉甚至昏迷，乃至抑制呼吸中枢，如过量服用还会导致死亡。根据猜测，华佗正是利用了这些药物的"毒性"，恰到好处地起到了麻醉作用。

麻醉是进行外科手术的第一关，也是确保手术成功的重要环节之一，华佗之所以能够成为外科手术第一人，麻沸散起到了至关重要的作用！

华佗被后世敬仰不仅仅是因为他的医术，还有他高尚的医德和铮铮傲骨。据《三国志》记载，由于华佗医技精湛、声名远扬，曹操听闻后便派人找华佗治病。曹操患有头风病，每次发作时头晕目眩、痛苦不已，华佗用针刺治疗后眩晕随针而止。曹操非常高兴，便把华佗留在自己的身边，常伴左右。但是，华佗本无意仕途，后因思念家人，便请假回家探亲。归家后，华佗每每以妻子生病为由，拖延时间，拒绝回到曹操身边。曹操大怒，派人到华佗家中查看，并命令手下，如果华佗的妻子真的生病了，可以宽限假日，如果华佗虚诈，便把他抓回来。华佗的谎言被拆穿，最终被关进监狱。曹操憎恨华佗拒绝留在自己的身边并欺骗他，下令把华佗杀害了。临终前，华佗将毕生所著装在一个青囊中交予狱吏，并告诉狱卒，如果这些书能流传后世，可以救人无数。但狱吏不敢接受，华佗无奈便将医书全部焚毁。

精准的脉诊

华佗精于诊断学，尤其对脉学诊断达到了出神入化的地步。《三国志》记载，李将军的妻子怀孕期间腹部受伤，胎儿死于腹中，后死胎娩出，仍腹痛不止。华佗诊脉后，认为是死胎未下，李将军不信。过了一段时间，妇人病情加剧，请华佗再诊，因脉症如前，华佗断言是双胞胎，由于娩下第一死胎时出血过多，耗尽气力，故第二个未能娩出。华佗为患妇施以针术，兼服药物，果然又娩出一个死胎。

神预言

一日，广陵太守得病，胸中烦闷，脸色发红，不思饮食，请华佗来诊。华佗诊脉后认为，太守胃中有虫数升，是因为吃了半生的腥物造成的。于是，开方煎汤药二升，嘱咐太守先服一升，过一会儿再全部喝下。服药后不久，太守果然吐出二升多红色的虫子，症状片刻间有所减轻。华佗还预言，太守的虫病会再发，到时候只有遇良医才可救治。后来果然再次发作，当时华佗不在，太守不救而死。

辨证施治

《三国志·华佗传》中记载，有一个府吏的儿子叫寻，他跟一个叫李延的患病表现为同一症状，即头痛身热，而华佗却认为，寻是外热，延是内热，所以治法不同，并采用不同的方法治愈了两人。由此可见，华佗不仅诊断精确，而且注重辨证施治，因此天下闻名。

zhāng zhòng jǐng　yī shèng hào

张 仲 景，医 圣 号，

zhù shāng hán　wéi shī biǎo

著 伤 寒，为 师 表；

意 释

　　张仲景，名机，字仲景，东汉著名医学家，后世称为"医圣"。他勤求古训，博采众方，著《伤寒杂病论》流传后世，是中医学界必修的经典著作。

　　据说，张仲景的本职工作不是行医，而是在长沙做太守。为官期间，他有感于百姓为病痛所折磨，便择定每月初一和十五两天，大开衙门，在大堂上为百姓诊病，后来便有了"坐堂行医"的典故。

　　张仲景为什么要学医呢？因为他生活在东汉末年，社会动荡，不仅战乱频繁，而且蝗灾、洪灾、旱灾等自然灾害频发，百姓流离失所，疫病广泛流行。曹植的《说疫气》曾经记载，西汉建安二十二年，疫病流行，每家每户都有病死的人，每天都能听到人

名医篇

237

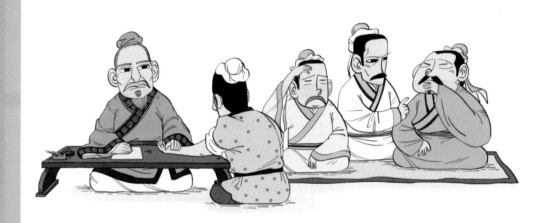

们因亲人离去发出的哀号之声。甚至有的家族全都病死。疫病流行造成严重的灾难性后果。在疫病流行过程中，张仲景的家族也未能幸免，张氏本是一个大家族，有二百余人，但不到十年，三分之二的人死于流行性热病。眼看着亲人一个个因热病离去，而自己无能为力，张仲景十分内疚，于是拜同族的张伯祖为师，学习医学，并下决心博览群书，探寻治疗热病的方法。

东汉末年，张仲景撰写完成《伤寒杂病论》，内容包括"伤寒"和"杂病"两部分，伤寒部分专论多种热病的证治，杂病部分主要论述内科杂病。然而，张仲景所处的年代纸张尚未大量使用，且印刷术并未发明，仅靠辗转传抄来传播。因此，书成后不久，原书便因战乱而散佚不全。大概过了八十年，太医令王叔和首次对散佚不全的《伤寒杂病论》进行整理，他将原书中伤寒部分整理编辑为《伤寒论》。由此，张仲景关于伤寒的论述才得以辗转保存下来。但是，一般医生具有保守思想，往往将《伤寒论》视作秘籍，不肯轻易示人，因此《伤寒论》在宋代以前未能得到广泛流传。唐代名医孙思邈也曾感叹："江南诸师，秘仲景要方不传。"直到北宋，成立了专门校订和刻印医药书籍的机构——"校正医书局"，才校订出版了《伤寒论》。当时雕版印刷技术得到应用，《伤寒论》在此后得到广泛流传，医家们研究《伤寒论》蔚然成风。

《伤寒杂病论》中关于"杂病"的部分哪里去了呢？一个偶然机会，北宋翰林院学士王洙在馆阁中整理简牍时发现了一部《金匮玉函要略方》，研究后认为，是唐宋期间后人对张仲景原书的删节版手抄本。于是，校正医书局整理保存了这本书的杂病和妇科部分，更名为《金匮要略》，并出版流传于世。

随着《伤寒论》和《金匮要略》的广泛流传，后世医生对张仲景的学说深入学习，并给予了极高的评价。金代著名医家刘完素在《素问玄机原病式》

中明确提出"仲景者，亚圣也"，认为张仲景对医学的贡献足可以跻身于"圣人"的行列。金代医家成无己认为，张仲景的《伤寒杂病论》是后世众多方剂的开端，称赞张仲景为"大圣"。此后，医家普遍赞同这一说法。清顺治十三年（1656年），南阳府丞张三异为张仲景立碑，明确写道："先生明机，字仲景……谥医圣，南阳人。"至此，"医圣"之名大彰于世。后人多用"医圣"对仲景表示敬意。

táng yào wáng　sūn sī miǎo

唐 药 王, 孙 思 邈,

zhòng yī dé　jīng fāng yào

重 医 德, 精 方 药;

意释

　　孙思邈，隋唐时期著名医药学家，被后人尊为"药王"。孙思邈所著《备急千金要方》与《千金翼方》（合称《千金方》）流传后世，被誉为"中国医学百科全书"。

　　孙思邈年幼时体弱多病，屡次求医，几乎耗尽全部家产。因亲历病患的折磨，加之年少时战乱频繁，徭役赋税繁重，民不聊生，加之疫病流行，尸横遍野，于是立志学医。他资质聪颖，勤奋好学，加之不惜花费重金向有识之士搜集验方，不远万里跋涉于各地采药、诊疗，很快就积累了丰富的药学知识和临床经验。初唐四杰之一的卢照邻患有风疾，病情很重，在长安养病时与孙思邈比邻而居，向孙

名医篇

241

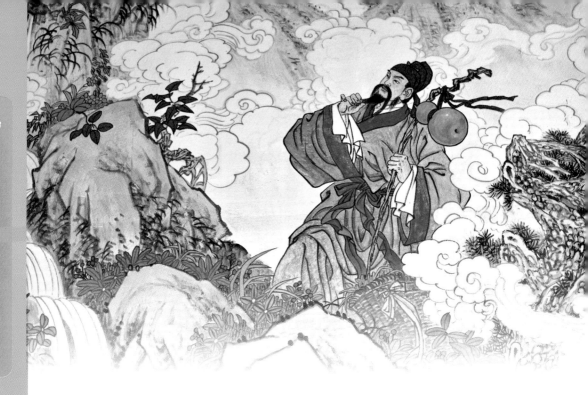

思邈求诊并请教医道，其感佩孙思邈的学识，对他执弟子礼。

孙思邈不仅在针灸方面有建树，于外科也有特色。贞观年间，一位名将在战斗中被流矢击中了脊背，入肉四寸，访求名医，均不敢贸然拔出箭头，其伤口处经常流脓不止，苦不堪言。后请来孙思邈为其诊治。孙思邈认为，凡箭镞刺入身体者，筋肉必定十分拘急，应当服用令肌肉和缓的瞿麦丸。患者服药后，果然患处不再紧绷，肿处松弛下来，箭镞随之露出。持续服药至次年春天，箭镞不拔自出，箭长三寸半。孙思邈竟然用内服药代替了外科手术，可见其医术高超，且不拘泥于常法。

孙思邈治病的妙处不只于此，还有许多令人称道的疗法。他用葱管导尿治疗尿潴留的患者，迅速缓解症状，这比国外的外科导尿术早了好几百年。他还十分重视食疗，倡导用动物肝脏治疗夜盲症、谷皮煎汤煮粥预防脚气病等，这些在现代都被证实有效。

孙思邈悬壶之余勤于笔耕，本着"人命至重，有贵千金"的理念，集唐以前医方之大成，编纂成《备急千金要方》。三十年后，又著成《千金翼方》，以补正前书之不足。此两部书各三十卷，共收方六千余首，书中论述了中医内、外、妇、儿、五官等临床各科，以及针灸、食治、养生等方面内容。不仅融入了他自身的临床实践与学术思想，还涉及少数民族和国外传入的医学知识，内容非常丰富，可以说是我国现存最早的医学实用百科全书。他在《备急千金要方·序》中写道："余缅寻圣人设教，欲使家家自学，人人自晓。"明确展现出普及医学、对大众进行健康教育的思想，这在当时无疑是很先进的。孙思邈还特别重视妇儿健康，《备急千金要方》论治疾病首论妇科、儿科，这在综合性医籍中是前所未有的，对于后世妇科、儿科的发展有着举足轻重的作用。

孙思邈对于药物有深入研究，《千金翼方》载

名医篇

243

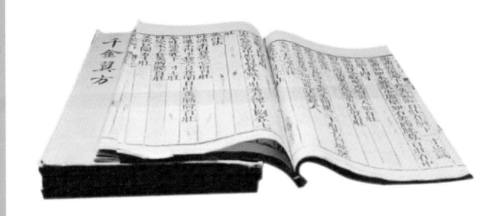

药八百余种，记述了药物的栽培、种植、采集、加工、贮藏、炮制及性味、功效、主治、处方等。他周游各地名山大川，实地考察地理气候，提倡使用道地药材，也注重天然药物的自采自种，并主张医生亲自加工。书中还收录了龙脑、安息香、诃子等许多外来药物。该书成书后不仅惠及中国，还远播海外，对日本、朝鲜等都有很大影响。

孙思邈在医德方面颇有建树，写有传世名篇《大医精诚》。他提出："凡大医治病，必当安神定志，无欲无求，先发大慈恻隐之心，誓愿普救含灵之苦。"患者不论贵贱贫富，长幼妍媸，怨亲善友，华夷愚智，医生一律应视之为至亲对待。医生诊病时不得瞻前顾后，自虑吉凶，应一心赴救，这样才可称为苍生大医。文中字字闪耀着人性的光辉，体现着人

中医启蒙三字经（注释版）

ZHONGYI QIMENG SANZIJING（ZHUSHI BAN）

文关怀，至今仍是很好的医德教材，被作为中医医学生誓言。

　　"精"是古代从医人员对自身职业素质精益求精的追求。"诚"是指真诚，诚信，忠诚不渝，要求医生在钻研医术的时候，要做到实事求是，严禁抄袭剽窃、篡改伪造。在对待患者的态度上，要做到待人真诚，保守患者的秘密。在给患者诊治的过程中，要言辞谨慎，不虚夸自己的医术，不危言耸听、利诱患者。在给患者用药的时候，要做到所用的药物都是真材实料，选取上乘的药材，要精心炮制药品，不以次充好，不偷工减料。

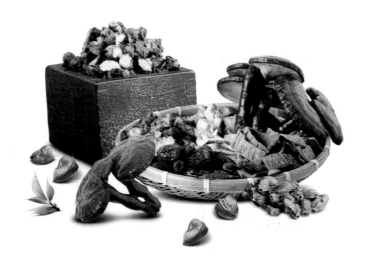

lǐ　shí　zhēn　　biān　běn　cǎo
李　时　珍，编　本　草，

gāng　mù　qīng　　hòu　shì　bǎo
纲　目　清，后　世　宝。

意释

李时珍，字东璧，晚号濒湖山人，明代杰出医药学家，著《本草纲目》，造就了中国药学发展史上里程碑式的著作。

李时珍出生在医学世家，他的祖父是走街串巷的铃医，父亲李言闻也是当地名医。据说，李言闻曾担任过太医院的吏目，还编写了不少医书。李言闻最初并不想让次子李时珍成为医生。他对天资敏悟的李时珍非常看重，决定让他走仕途以博取功名，光宗耀祖。14岁那年，李时珍初出茅庐就不负众望，考取了秀才。然而，在此后每三年一次的乡试中，他却屡屡失败。尤其第二次科考后，李时珍不幸患上"骨蒸发热"的重病，父亲李言闻仅用一味黄芩汤就挽救了病情危重的李时珍。由此，李时珍开始对医学产生了兴趣。最终，在三考三败之后，李时珍彻底醒悟，决定放弃科举仕途之梦，转而学习医学。为了请求父亲准许他改为医业，李时珍特意写诗："身如逆流船，心比铁石坚。望父全儿志，至死不怕难。"表达了学医的决心。23岁开始，李时珍跟随父亲在玄妙观学习。后来，当地发生水灾，疫病流行，李时珍毅然走出家门，自拟药方救治患者。经过这次疫病实践，李时珍不仅提高了医疗水平，在当地也逐渐有了一定的名望。30岁时，李时珍抓住了人生中的一次重要机会，用驱虫药治好了楚王（明朝掌管湖北一带的朱姓藩王）儿子的"虫病"。因医术精湛，楚王聘请他为医药大总管。三年后，李时珍由于出色的表现又被举荐到太医院供职。

然而，李时珍仅仅在太医院待了一年便辞官返回故里了。是什么原因使他放弃了呢？在太医院的一年里，李时珍有机会看到了大量的药学典籍，但是他发现许多书中对药物的注解是错误的，甚至有些常用的药都没有记载。这些问题，让李时珍寝食难安。他认为，药物书籍对老百姓的医疗乃至民生至关重要，必须重新梳理各种药物的主治与功效，于是李时珍重新树立了人生的奋斗目标——编写《本草纲目》。

你可曾见过渔夫打鱼用的渔网？渔网上的总绳索叫"纲"，而渔网上的网眼叫"目"，渔夫打鱼时只有牢牢抓住纲绳，才能使渔网的每一个网眼都自由地伸展、收拢。《本草纲目》就是借用渔夫打鱼撒网的道理，将1892种药物

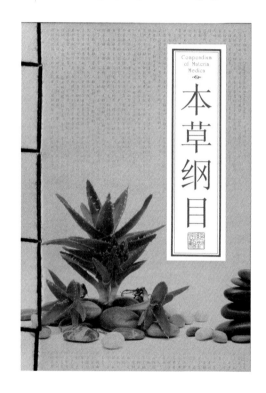

进行详细分类排列的。这种精确分类药物的方法是《本草纲目》最大的亮点。

李时珍从34岁开始编写《本草纲目》，为此付出了毕生心血。李时珍虚心向樵夫、猎人、山民、车夫、皮工等有实际经验的人请教，足迹遍布大半个中国。他非常注重实践，为了正确认识每种药物的特点

和功效，常常亲自到深山野林进行实地考察，采集标本，各种药物一一审视，对照比较。

为了研究蕲蛇，辨其真伪，李时珍同捕蛇人一起捕蛇、制蛇，观察了整个过程；为了证明曼陀罗花的功效，李时珍用它酿酒饮下，结果出现见人傻笑、肆意跳舞的窘况，证实了曼陀罗花果然有麻醉的效果。《本草纲目》的内容不仅包括药物学，在植物、动物、矿物、物理、化学、天文、气象等多方面都记载了很多知识。例如书中记载了乌骨鸡变异后出现白毛乌骨、黑毛乌骨、斑毛乌骨、骨肉俱黑等不同的种群。达尔文称《本草纲目》是"中国古代的百科全书"，近代科学家李约瑟说它是"中国博物学中的无冕之王"。

全书完稿之后，李时珍遇到了出版的难题。并不富裕的李时珍很难以个人能力支付出版费用。他曾让儿子将书送往朝廷，希望通过官方出版。然而，政府官员却置之不理，没有能够顺利出版。又经过十几年的寻寻觅觅，最终在儿子的努力下，在李时珍逝世的当年，由金陵书商胡承龙出资出版，称为金陵版，这是《本草纲目》最早的版本。此后，《本草纲目》开始流传并引起轰动，在国内辗转翻刻三十余次。明万历年间，《本草纲目》传到日本，在日本被先后翻刻九次，后传到朝鲜和越南，并于十七世纪末或十八世纪初传到欧洲，从而为西方各国医药界和博物学界打开了新的眼界，学者们发现其中可供引用和借鉴的资料相当丰富。最早把《本草纲目》介绍到欧洲的是波兰传教士卜弥格，他 1647 年来华，用拉丁文翻译了《本草纲目》的部分内容，写成《中国植物志》，后又被译成多种文字，使《本草纲目》逐步走向世界。

dà　yī　duō　nán　xì　biǎo
大 医 多，难 细 表，
míng　rì　cái　wú　bèi　zhǎo
明 日 才，吾 辈 找。

意 释

　　自古以来，医学界名医荟萃、人才辈出。这些历史上的名医，不仅医术高超，他们光辉的医德思想也影响至今。作为新时代的接班人，我们要继承前辈的开拓精神，成为未来国家医学事业发展的建设者和接班人。

　　金元时期，战祸连绵，民不聊生，连年战争导致疫病蔓延、疾病横生。俗话说，时势造英雄，疫病流行的年代也造就了医学界的"英雄"！他们纷纷著书立说，创新自己的疗法，一时间医学界各大流派纷纷涌现。其中有四大医家最为突出，他们就是刘完素、张从正、李杲和朱震亨，这四位医学宗师被后世尊为"金元四大家"。刘完素认为疾病多因火热而

名医篇

起，治疗上多运用寒凉性质的药物，被称为"寒凉派"。张从正认为治病应着重祛邪，在治疗方面，丰富和发展了汗、吐、下三法，世称"攻下派"。李杲以人的胃气为本，治疗上长于温补脾胃，因而称之为"补土派"。朱震亨认为阳常有余，阴常不足，治疗上善用滋阴降火的治则，世称"滋阴派"。

金元四大家是中医学术发展史上的重要人物，他们发展了医学理论，创造了新的临床治则，形成一股承古而创新的医学潮流，对后世中医学产生了巨大而深刻的影响。

20 世纪初，出现了享誉京城的四大名医，他们是施今墨、萧龙友、孔伯华、汪逢春，这四人不仅医术高超、医德高尚，更是见证并影响了整个 20 世纪中医的发展历程。

新中国成立以后，中医学迎来了新的发展机遇。中医人才培养逐渐实现了与现代教育的接轨，建立了一套完整的教育体系，成为中国乃至世界传统医药教育的典范。新中国成立之初，中医教育仍然以师带徒的形式为主。1956 年，周恩来总理指示卫生部："光带徒是不够的，还得办中医学院，先在东西南北各办一所"。于是，北京、上海、广州、成都四地建立了中国第一批中医药高等院校。至此，中医药教育正式纳入国家高等教育体系。现代中医药高等教育中，中医药院校的学生不仅要掌握中医，而且要学习西医的基础知识和临床诊疗技能，学习实验研究方法。同时，中医是中国传统文化的组成部分，与阴阳、五行等哲学思想密切相关，并汲取了儒、释、道等有关思想，因此，还要学习传统文化和哲学思想。从古至今，医生都是非常高尚而严谨的职业。虽说医学生很辛苦，往往要付出很多时间与精力不断学习知识与实践理论，但不可否认，生命是人类最珍贵的东西，在生命面前，医生这个职业神圣而伟大！

zǎo qǐ méng　jiàn tōng xiǎo
早启蒙，渐通晓，
xué yī lǐ　zhī ào miào
学医理，知奥妙。

意释

通过学习，青少年可以了解中医药知识和文化，学习基本的中医预防疾病的知识，通晓其中的道理和奥妙。

《三字经》是中华民族珍贵的文化遗产，家喻户晓，脍炙人口。其三字一句的韵文很容易诵读和记忆，是我国古代著名蒙学教材，被誉为"蒙学之冠"。我国清代著名医学教育家陈修园仿照《三字经》的形式，编写了《医学三字经》，是流行最广泛的医学启蒙读物。这本书以三字诀的形式写成，篇幅短小，但内容丰富，涵盖了中医学的基础知识和临床各科常识，是一部袖珍中医百科全书，也是易学启蒙的宝典。

时至今日，作为新时代的接班人，我们也要了

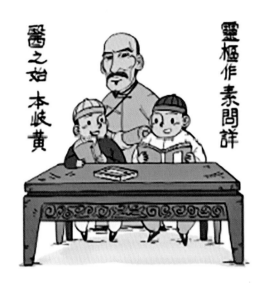

解中医药知识和文化。新版《中医启蒙三字经》参考古代医学启蒙读物的形式，结合新时期社会发展的需求和特点，在内容上加以创新，希望让小读者们了解新时期中医药的特色和发展状况，信中医、爱中医。

中医药文化历经数千年的发展已经形成了完备的知识体系，让学生了解中医的思想和方法，培养健康的生活理念，了解饮食养生文化，学会调节情志，养成动静结合的运动习惯等，不仅有利于增强青少年身体素质，而且有助于养成良好的生活习惯及心态。每一位青少年都应该拥有健康的身体、积极的心态和平衡的情感，争做健康小达人。

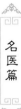

tǐ qiáng jiàn dé xué tāo
体 强 健, 德 学 韬,
yáng guó cuì wǒ zì háo
扬 国 粹, 我 自 豪。

意释

　　拥有强健的体魄、高尚的道德修养，才能继承我国传统文化的精髓，进一步扩大中华优秀传统文化在世界上的传播力和影响力，增强文化自信与民族自信。

　　国粹是指一个国家固有文化中的精华。中国京剧、中国画、中国医学被世人称为"中国的三大国粹"。中医药学是中华民族与疾病作斗争、与自然竞生存的智慧结晶，已有数千年的悠久历史，并在长期的医疗实践中形成了独特的理论体系和临床经验，中医通过望、闻、问、切的诊断方式，使用中药、针灸、推拿、按摩、拔罐、刮痧、食疗等多种治疗手段，为中华民族的繁衍昌盛做出了巨大贡献。中医药也是中国古代灿烂文化的重要组成部分，在国际上的影响越来越重大，深受世界人民的热爱和欢迎。随着中医药在抗击新冠肺炎疫情中发挥的重要作用，越来越受到全世界的认可和接受。

中医药要走向世界，让世界了解中医药、接受中医药。让世界了解中医药不仅是治病救人的工具，还是一种文化、一种传统。要消除西方人眼中把中医药和科学对立起来的现象，要宣传中医药是一种中国人独创的科学，而且是一种与文化相融合的科学。

作为祖国未来的建设者，青少年要学习国粹，了解中医药文化，加强体育锻炼，像小树那样健康成长，长大后成为建设祖国的栋梁之材，做中医药文化传播的小使者。

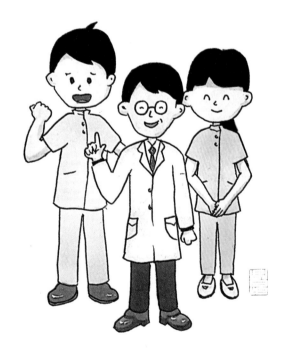

名医篇